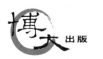
博大 出版

按開
人體的

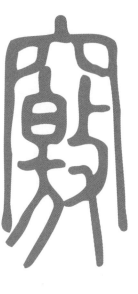

穴位玄機妙用

溫嬪容醫師 著

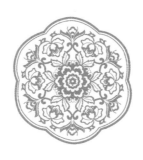

陳序

　　今日社會，雖因知識普及與網路資訊快捷，專業知識已不再如往日那麼遙不可及，有一大半的功勞是科普作家完成的；其中，醫普作家也出力不少，那是生活在如今時代的一種福氣。但是，現今作家的嚴謹度不若往昔，有時又不免參雜商業行為的影子，讓「醫而優則著」真正想立言的醫者，躊躇掙扎，而醫普的書，更不易拿捏得當。因為，如何教人養生保健，但又不致讓民眾閉門造車，延誤病情？是所有醫普作家要嚴肅面對的，而在醫師的角度看：「離開臨床，醫學便沒有存在的價值！」從前醫病知識是不對等的，如今已有進步，可醫病會談，病人可積極參與面對疾病。另外：醫師在衛教病人重視自己及家人的健康時，可謂苦口婆心，因那是不能照教科書的方式講的，畢

竟民眾要的是一個「身心靈之全人醫學」。

古賢曾言：醫之為道，必其人有中和仁智之德，而又洞乎陰陽之理，性命之源，寒暑異宜，南北異稟之故。沉潛焉以察其微，反覆焉以窮其變，而後能消疵癘，益虛羸，以平造物之憾，此治病之道。

又言：醫道，理極精深，用之得當，如濟世慈航；用之不當，如傷人利刃，可不慎歟！

且《老子》言：知常曰明。又言：上士聞道，勤而行之；中士聞道，若存若亡；下士聞道，大笑之，不笑之，不足為道。

溫嬪容醫師行醫數十年，救人無數「橘井泉香」是病患眼中的好醫師，孩子心中的好母親，近日有「醫而優則著」的想法，希望影響更多人正確的養生觀念，故將其醫治病患的過程中，挑出較生動、活潑、有趣且深具啟發哲理意義者，集結成書，名「按開人體的竅－－穴位玄機妙用」並邀本人為之題序。一般人對診所的印象就是：冰冷的儀器與嗆鼻的藥水味，但本人讀其書感到：這不僅是一般的病歷醫案，讀後有如看了幾十場精彩的人生電影，有歡笑、有淚水、有血有肉，建議全家老少共讀之，可醫病、醫心、醫人，讓民眾了解：中西醫各有盲點，也未必西醫擅長急症，中醫只能治慢性病，只要精心診治，中醫仍可療病有如「熱湯潑雪」。

　　溫醫師有系統且深入淺出的將中醫學口語化、生活化，並重視病人的感受，在疾病治療中，以慈悲心偶以憤怒像，治教病人，破無明，顯智慧，養生助人，真佛道儒醫也！經由溫醫師的敏銳觀察，細心醫治，並進而分享與學習，吾知：病痛上身雖至親無人可替！要珍惜身體並積極養生。面對生命，即使是醫師一樣要謙卑以對。

　　今溫醫師之大作即將付梓

　　本人樂為之序 以彰其醫者父母之心

　　　　　　中華針灸醫學會 理事長

　　　　　　中國醫藥大學　副教授　　陳 必 誠

　　　　　　立夫中醫藥展示館 館長

　　　　　　　　　　謹序 壬辰 春分 2012

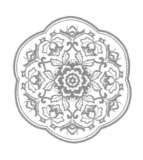

自序

　　最好的醫生是自己，最聰明的醫生是預防疾病。身體
常常發出求救訊號，都可以在穴位中找到蛛絲馬跡，傾聽
身體的聲音，比機器更靈敏而確實，細細的觀察可免於體
檢的恐懼，可在檢驗數字的迷失中脫困出來。

　　醫療尚未發達以前，先民經過長久的觀察及體驗，發
展出針灸術。春秋戰國時期的醫術以針灸為主，所以有「一
針二灸三用藥」之說。

　　人生活於天地之間，受天道日、月、星和地道水、火、
風運化機轉的影響，又外受天六氣－－風、暑、濕、燥、寒、
火的因素，內應人七情－－喜、怒、憂、思、悲、恐、驚，
交織於物質世界金、木、水、火、土五行陰陽之中，失序
致病在所難免。

人體是一個小宇宙，每一條經絡像地球旳經緯線，好比一個緊密的網絡。內經說：「凡十二經絡脈者，皮之部也。是故百病之始也，開則入客於絡脈，留而不去，傳入于經，留而不去，傳入于腑」，經脈成為外邪由表內連臟腑，外接肢節體表的傳載途徑。道家認為每一個穴位都是竅，每一個穴位更像人體的鎖、樞紐、開關和竅門。

開鎖、按鈕或開竅，可啟動相關經絡和組織器官的通路。每一個穴位，都具有反射作用，不但反應疾病狀況，也可以反射入體內，進行調解作用。

人體穴位多半位於筋骨和肌肉間隙之間，具有調和氣血和疏通經絡作用。因手法的不同，有興奮傳導作用，也有抑制作用，共同達到調解體內的功用。平日藉由穴位的刺激，使人體陰陽平衡，天人相應，進而達到治病防病和養生保健。一個穴位可治多種病，一種病，也有多個穴位可選用。

萬病由心造，按穴的過程，也是靜心的過程，也是省心的過程。靜靜的按，按的本身就有養息調氣的效果。病狀是人體細胞呼救旳警報，藉由按穴過程，內察自己的生活起居飲食情緒哪裏失衡，哪裏需要調整，調撥至「正氣存於內，邪不可干」的境地。

按穴手法，在穴位上作推、按、揉、捏、拍、拿、搥、薰都有不同功效。生病是「冰凍三尺，非一日之寒」，保健養生也非一蹴可及，需要日積月累，細水長流，就能擁

有世界最大的財富，別人借不走，偷不了，自己越用越多的財產－－健康。

原本「雲無心以出岫」。平日看診，常教患者自行按穴治病養生。忙碌的現代人學得簡易按穴法，許多初發的疾病即可自行調癒，享受到中醫的生活化、簡單性、便利性、及時性以及便宜性。患者反應都很好，但久不用或偶發的症狀，很快就忘記，時時催促我出書。本書文稿，大部分刊載在大紀元時報健康版，讀者也常來電表示，照圖按穴效果不錯，深感常常要剪報整理，頗感不便，再三敦促我出書。千呼萬喚終於要出書了，書名也由患者圈選，票選最高者定案。「龍眼識珠，鳳眼識寶，牛眼識青草」，有緣者，自有一番見地。

一位醫生再高明，但能力、體力和時間都很有限，「天無私覆，地無私載，日月無私燭」，來自老祖宗的智慧，中華民族的寶藏，必定應該發揚光大，嘉惠更多炎黃子孫。

特別感謝恩師陳博士必誠，不但跨刀相挺賜序，更為本書仔細校稿，糾正許多錯字及不妥處，也冀望前輩同道鑑有不當處，慈悲指正。

溫嬪容謹誌
歲次壬辰年癸卯月春分

目錄

壹◆簡易按穴療法

貳◆認識實用穴位

參 ◆ 針灸醫案

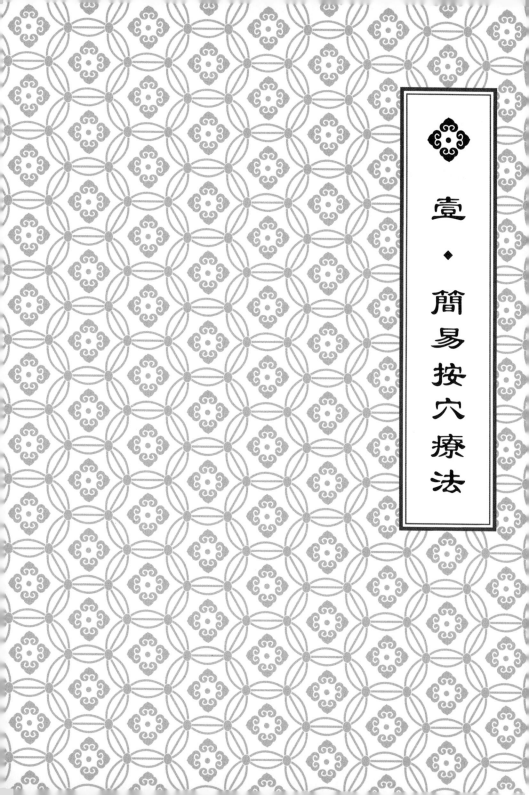

壹・簡易按穴療法

簡易按穴療法之一

頭痛

　　隨著現代人生活作息的改變，晚睡加上工作及感情的壓力，越來越多人患有頭痛的病，止痛藥一顆顆的增加，身體的毒素也在累積，傷肝又傷胃。常吃頭痛止痛藥，會過度刺激交感神經，而引發其他疾病，很可怕！頭痛痛在前額印堂處是溼氣重；痛在兩側是膽經、膀胱經出問題，痛在後腦多為陽虛或受風寒；痛在巔頂最嚴重，是肝血虛，縱慾或思慮過度。試試看按穴法，症狀輕微或偶發的痛，可能按一次就可緩和；症狀較重的痛，多按幾次。經常性頭痛，可用胡椒粒或蒜頭切片貼足心。

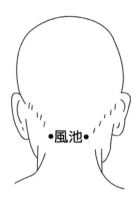
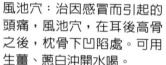
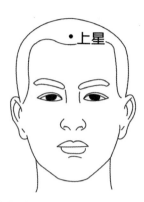

風池穴：治因感冒而引起的頭痛，風池穴，在耳後高骨之後，枕骨下凹陷處。可用生薑、蔥白沖開水喝。

上星穴：治頭痛牽連眼睛痛，在前額入髮際 1.5 寸中，又治全頭痛。可泡菊花茶喝。

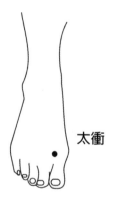
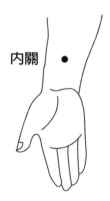
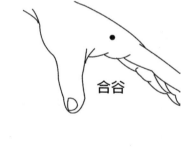

太衝穴：治因情緒及月經引起的頭痛，在足大趾本節後 2 寸。可泡玫瑰茶。

內關穴：治太陽穴頭痛及吃太飽引起胸膈頭痛，在手腕內側上 2 寸。太飽用麥芽沖開水喝或用手塞住右邊鼻孔，用左邊鼻孔呼吸連續 5 分鐘。

合谷穴：治不知原因，不確定哪裏痛的頭痛，俗稱的虎口穴上一點手掌橈側第一掌骨之中點。可用白蘿蔔切片待汁出加點蜂蜜喝。

簡易按穴療法之二

增強記憶力、腦力

　　需要醒腦的不只是學生，有準備參加考試的、設計的、創作的、用腦過度，或者是腦袋不靈光、思考不集中、讀書欠缺持久力的，還有老是健忘，快得老年痴呆的，或因情緒受刺激造成恍神的，整天頭昏沉沉的。

　　《內經》認為五臟六腑之精氣，隨眼系入於腦。入腦經脈有六條：督脈、膀胱經、陽蹻脈、陰蹻脈、肝經和胃經。時常上網，不但損眼力也損腦力。

　　手機持續的、低量的電磁波會干擾大腦運作，尤其用右耳接聽電話。世界衛生組織已經將手機列為 2B 級致癌物，儘量用簡訊代替通話，減少對腦的傷害。

　　健忘是陽氣虛弱，陽氣無法隨膀胱經入腦內，都可藉由下列的穴位按摩得到一定程度的改善。

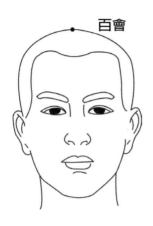

百會穴：兩耳尖直上，當頭心正中稍後，用拳尖敲，刺激會更強烈。可以提補諸陽氣上升，是治腦貧血、腦溢血和神經衰弱的特效穴。

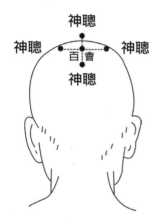

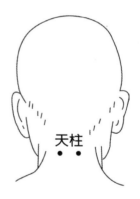

四神聰穴：在百會穴的前後左右各１寸中，所以有四個穴位。能醒腦開竅，還治精神官能症、癲癇。

天柱穴：位於頸椎骨上，離中線旁開１寸３分，按壓穴位頭部會產生刺激的痛。是八段錦鳴天鼓扣打的部位，可使頭部以上都感清爽。

簡易按穴療法之三

眩暈

　　眩暈的原因與肝經、腸胃經絡有關。小腦和內耳迷路不平衡、耳石掉落、高血壓、氣血虛、中暑和房事過度耗損腎精都會引起眩暈。肝主風系病，而腸胃的問題又和飲食有密切關係，尤其是好食冰品、重口味，不知節制美食（比如過度精緻的飲食），口中常有痰哽的感覺。

　　容易眩暈的人，體質較體虛。一旦大發作一次，天旋地轉，眼睛睜不開，走路不平衡，嚴重時不能起床站立甚而嘔吐。病情緩和後的一年內，只要情緒不穩，太勞累、失眠或感冒都易再引發眩暈。要「暈」之前，大多有個前兆「眩」，類似流星劃過腦部的感覺。

　　老人家氣血虛，整天眩暈頭昏昏，可含人參片或多吃天麻。因耳石掉落引起的眩暈，即某個姿勢就眩暈，可做頭部運動來矯正：將頭轉向 45 度停 5 秒，歸位，再做另一側，次數慢慢增加。特別注意，嚴重的眩暈，發作頻繁，旋轉式頭暈目眩，有可能是腦動脈硬化。要小心的是，如果突然眩暈，眼前突然發黑，伴有噁心或嘔吐、耳鳴、重

聽，有可能是暫時性腦缺血的症狀。手指經常麻木，常伴有眩暈是中風前兆。

　　會暈車的人，可以在上車前口含生薑，或用生薑貼臍，再用紙膠布貼著。內耳梅尼爾氏症的眩暈，可用蘿蔔磨成泥拌飯吃。一有前兆，立刻按下列穴位即可緩解，力道夠的話也能達到立刻止暈的效果，高山症、暈車、暈機、暈船都可適用。另外，暈車也可按壓勞宮穴。

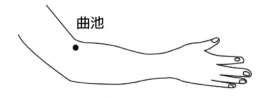

曲池穴：在肘外側，屈肘，肘橫紋外側盡端，亦治高血壓引起的頭暈，也有降血壓作用。

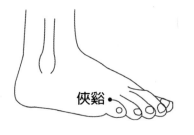

俠谿穴：治暈眩特效，在足第四趾外側，離第四、第五趾縫約 5 分，亦治高血壓。

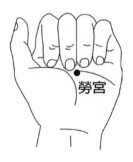

勞宮穴：握拳，以中指無名指屈向掌心，兩指尖的中間。

簡易按穴療法之四

失眠

　　當夜幕低垂時，有多少人在數羊、在數數，仍然無法入夢鄉。老祖宗認為一天不睡覺對人體的傷害一百天也補不回來，吃人參不如睡五更。思緒複雜煞車不靈佔多數，夜裏想想千條路，清晨醒來走原路。感情情緒波動太大或者身體太虛了也會睡不著。像老年人氣血陰陽皆虛，最好加上食療小補，例如：百合、蓮子、龍眼肉、紅棗、人參等。有一種人，身心都很疲憊也很想睡，卻怎麼也睡不著，這與肝經系統有關。用腦過度傷心脾，也會這樣，這跟個性好強、完美主義也有關係。

　　如果不吃不喝不睡，不睡的人會先垮。睡眠是透過養陰氣，準備子時過後養陽氣。青春期此時還養身長，正如台語諺語：一眠大一寸。正在成長的孩子熬夜易傷肝膽之氣，肝主謀略，膽主決斷，長期下來，將來長大後易缺乏決斷力，做事經常猶疑不果決。

　　晚上失眠，白天找時間補眠，尤其是早上日出三竿還在睡覺，違反了天地陰陽日夜規律，晚上要收藏，早上陽

氣要生發時，仍在眠中，會遏抑自己的陽氣。失眠熬夜，長期在燈光下，會抑制松果體分泌褪黑激素，此是人體的壽命激素，能抑制交感神經、降血壓、減緩心跳、增強免疫力，並能抑制癌細胞。

老祖宗認為夜臥血要歸肝，現代醫學也發現平臥時肝的體積增加 2 至 3 倍，夜晚子丑時即晚上 11 點到凌晨 3 點為膽肝經循行時刻，肝也在進行多種生化解毒工程，熬夜失眠會增加肝的負擔，癌症的人有九成皆有熬夜習慣。

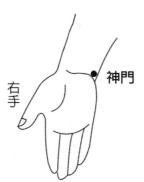

右手

● 神門

神門穴：仰掌在掌後，從小指往後腕骨與尺骨相接處的凹陷中。也可以治療神經衰弱，除了按穴外，從神門穴往手肘方向推按三個手指距離，效果也很好，可寧心安神。

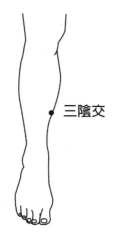

● 三陰交

三陰交穴：在小腿內側，內踝上 3 寸，四個手指 (橫指) 的距離，按對了會有很酸楚的感覺，是治療內分泌失調、神經衰弱的名穴，治各種失眠都有效。對心脾兩虛的人特效。但是孕婦不能按，易動胎氣。

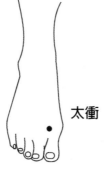

太衝

太衝穴：在足大趾和第二趾中間往上約 1 寸半的凹陷中，按上去痛的感覺超過酸的感覺。對那種提不起又放不下，情緒易受波動，和肝功能較差的人所引發的失眠特別有效，最重要還是要調整情緒。

簡易按穴療法之五

嗜睡

天底下好像都是陰陽相對的，有人失眠，有人終日昏沉沉的，整天想睡；或是已睡了 7 至 10 小時，還覺得睡不飽；有人是睡 10 小時還是很累，這些情況都和肝脾兩經的系統有關，脾虛脾濕佔多數。肝為罷極之本，勞累超過一定機體承受度，就會出現怎麼也補不回來的現象。

有一種是屬於老年人的嗜睡，白天坐著就一直打瞌睡，坐在電視機前給電視看，真的上床又睡不著，這是老人腎氣衰的表徵。從冬天寒冷天氣轉到春天，人體和大地開始甦醒時，會有「春睏」的現象，過一陣子就會解除。

如果晚上睡眠時間足夠，白天還一直打盹，全身倦怠，精神無法集中，甚至伴有焦慮，煩躁不安，吃不下飯，會在談話、吃飯、看書、開車、月經期、等紅綠燈時睡著，可能是嗜睡症。至今病因不明，可能和嚴重失眠及頭部外傷有關。服治過敏的抗組織胺、長效型鎮定劑、抗憂鬱藥等會有嗜睡的副作用。2010 年世界衛生組織公布，施打甲型流感疫苗，至少有 12 個國家發生嗜睡症病例，尤其是兒

童和青少年最多。以前所闡述增強腦力的百會、四神聰、
天柱穴也都可以派上用場。

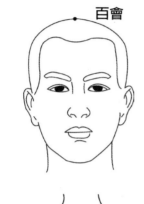

百會穴：兩個耳朵劃一條線，
鼻子由前往後劃一條線，兩線
交叉的頭頂心稍後就是了。百
會穴可以提補諸陽氣上升，嗜
睡的人不論什麼原因，都有一
定程度的陽氣（機動力）虛的
現象。

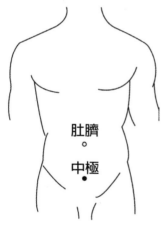

中極穴：在肚臍下４寸約五橫
指的距離，是四條(脾、肝、
腎、任脈)經脈的相會處，有
疏肝健脾補腎作用，按穴後熱
敷效果更好，或者往上約１寸
處拍打丹田，強腎強精力。

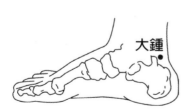

大鍾穴：足後跟內踝、大踵骨
上邊兩條小筋中間，招著穴
位，抬腳時會特別感到酸脹，
亦可治心內的呆癡。

簡易按穴療法之六

抗流感

現代交通發達與便利，讓流感病毒快速的在國際間蔓延開來。近來中國大陸的疫情頻傳，陸客來台，或者赴大陸旅遊的旅客日益頻繁，都讓病源很「便利」攜帶入境，學校班級常聞停課事件。從人類的流行病歷史上來看，一場瘟疫下來，死亡人數都很驚人。拜科學之賜，細菌病毒肆無忌憚的橫掃全球。

老祖宗認為「正氣存於內，邪不可干」。身體的免疫系統強，抵抗力強就是正氣強，可以抵禦外來的病邪。風邪很傷人，不可亂吹風的。中醫認為「風為百病之長」，抗流感的守門員就是風池穴；「土為萬物之母」腸胃經絡屬性為土，有多氣多血的特質，所以陽明經的合谷穴、曲池穴，就是堡壘了。流感大流行時，崑崙穴屬火，像手榴彈一樣可以增強攻防力。先賢認為早上吃薑，晚上吃蘿蔔，可以增強免疫系統，減少感冒。以下介紹幾個抗流感的穴位：

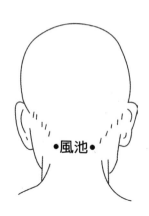

風池穴：在後腦、脖子上，耳後高骨之後，枕骨下凹陷處。

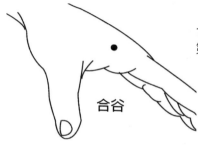

合谷穴：在手食指、手掌橈側第一掌骨的中點。

曲池穴：在手肘外側，屈肘，肘橫紋外側盡端。

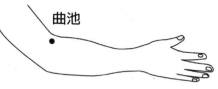

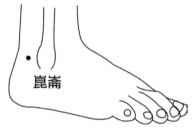

崑崙穴：在腳踝外側後 5 分，跟骨上，用指按有一陷窩的地方。

簡易按穴療法之七

脖子緊痛、落枕

　　脖子因長久處於一個姿勢太久了，就容易產生僵硬和痠痛的現象。電腦發明後附帶的產值就是脖子僵硬，只要摸電腦的人無一倖免。最糟糕的是一面吹冷氣，一面喝冰品，一邊打電腦，風寒濕氣一起來，就算去推拿按摩舒解一下，很快就又恢復原狀。情緒的緊張、壓力的擠壓，更是雪上加霜！高血壓、膽固醇高、三酸甘油脂高的人也容易脖子緊脹痠痛。

　　落枕大都是睡覺時，頭頸受到寒氣而睡覺姿勢不良造成的。洗頭後別叫美髮師按摩頸子，此時毛細孔全開，吹冷氣，正好讓寒氣入侵，也是脖子硬的元凶哦！

　　脖子緊張，引起頭痛、頭脹或血壓高時感到脖子僵硬，可使用熱毛巾外敷脖子後頸部，很快會緩解。落枕引起的頸項痛，可先用白醋外擦患處，穿上衣服或放一手帕，用吹風機吹熱風10分鐘。也可轉動患側的對側大姆趾，例如左頸落枕痛，轉動右大姆趾，再聳聳肩，轉一轉頸部就舒服多了。下列的穴位就當作每天的物理治療多按幾次吧！

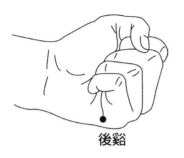

後谿

後谿穴：位於手小指外側。仰掌握拳，拳尖起骨橫紋尖端，骨邊凹陷處，掐向骨側會非常痠脹。這個穴能通督脈，也是針灸麻醉常用的穴位之一，止痛效果很好，長途開車時用此穴按揉，脖子、肩膀、腰都會鬆了，筋骨鬆解了，人就不會那麼累。

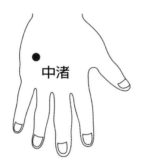

中渚

中渚穴：位於手背俯掌握拳，在無名指和小指掌骨小頭後的凹陷中。治落枕療效好，一邊按壓此穴時，一邊輕輕轉動脖子，轉幾次後就舒服多了，轉動後加上熱敷更好。

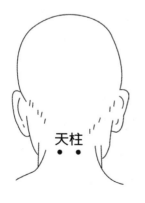

天柱

天柱穴：位於頸椎骨上，後腦髮際，頭大筋外側，距中線 1 寸 3 分處。是八段錦中「鳴天鼓」叩打的部位，對頸動脈硬化引起的頸硬特效。

簡易按穴療法之八

眼睛乾痛老花

　　老祖宗說：「人十二經三百六十五絡，其血氣皆上於面而走空竅，其精陽氣上走於目而為精。」眼睛可以觀察全身病，因為五臟六腑的神氣都呈現在眼部，眼睛周圍可以治全身的疾病，眼針很流行。

　　《內經》說：「久視傷血。」傷的是肝血。電腦、電視、電動害死眼睛了。情緒、壓力、爆炸的資訊加上鏡框壓扁了視角。五光十色的娛樂，傷了靈魂也傷了「靈魂之窗」。佛家說眼前所見皆為幻象，勸人不要太著迷。

　　晚睡、吃冰品、油炸食物最容易傷津液而引起眼睛乾澀。淚囊阻塞不但眼睛乾澀也會容易淚出，常流淚易奪精，可煮菊花、桑葉、枸杞茶，作為保養眼睛的食療。近視引起的乾澀用黑豆、紅棗等量煮水喝。過度使用或久在強光下、陰暗處，眼就容易痛。肝火大的人眼睛就常乾痛痠，腎氣較衰或過度耗損的人，瞳仁易模糊，容易有黑眼圈和眼袋。黑眼圈可用泡過的茶包敷眼，眼袋可用化妝棉浸鹽水後外敷。小孩子弱視越小針灸治療越容易好，6歲以前是黃金時間。

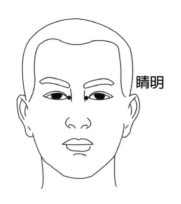

睛明

睛明穴：位於眼睛內側旁，鼻骨邊。可以治療一切眼睛的毛病，用按摩或熱敷都很舒服。眼睛四周就有好幾個穴位，隨意按一按都可明目還可醒腦，對黑眼圈眼袋都有很好的效果。

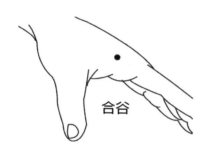

合谷

合谷穴：位於大姆指和食指之間，食指的第一掌骨的中間點。按下去非常酸脹，合谷穴超好用的，只要是頭部面部的問題都可以按。也是強壯穴之一。

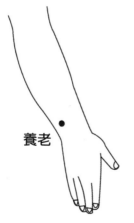

養老

養老穴：位於手腕後，外側尺骨突起的尖端下凹陷中。看穴名就知道，凡是跟「老」，退化有關的問題都可以治，尤其治眼睛模糊特效，其他視力減退、眼睛出血，還有四肢肩背脖痠痛的問題都可治療。

簡易按穴療法之九

耳鳴脹痛

　　很少人耳朵的病找中醫看，而中醫對耳朵的看法很特別哦！「耳為腎竅」耳不聰的時候，腎氣大都是不足或是衰退了。外傷、久處噪音環境也容易耳鳴。初起的耳聾或重聽，中醫還有一些空間可挽回，除非耳膜破了。耳內不平衡所引起的暈眩，按翳風穴。會耳鳴的人，大都與疲勞、熬夜、情緒有關。生活品質改變，耳鳴的狀況也會跟著改變。

　　有一種叫腦鳴，頭部有聲音，不是由耳朵發聲；還有一種叫「共鳴」，外面人在講話，耳朵好像擴音機一樣也在耳內講，使人非常煩燥。坐火車過山洞，坐飛機起降或遇亂流時，耳朵容易脹，好像塞住了(氣閉)，除了吞口水，也可按聽會穴緩解。

　　耳朵可以診斷疾病，也可以治療全身的疾病，耳針很流行，尤其是用在減肥。養生家很注重耳朵的保養，首先勿常挖耳垢，耳垢其實是保護耳道，防止小昆蟲進入，還可以有殺菌作用。常挖耳朵，使耳的皮脂減少反而容易癢，越挖越癢。另外耳的養生重點在「耳宜常彈」。雙手掌輕

輕壓著耳朵，從前往後搓，再從後往前搓，使耳廓微紅熱，不要太用力，搓完神氣清爽。再用雙掌心掩著耳朵手指彈後腦四次，突然張大口吐氣。作完，喝點溫開水，經絡通了，就可以減少耳鳴及耳朵毛病。

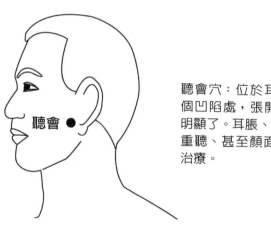

聽會穴：位於耳朵垂微向前有個凹陷處，張開嘴時，穴位就明顯了。耳脹、耳朵癢、耳鳴、重聽、甚至顏面神經麻痹都可治療。

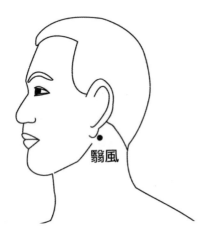

翳風穴：位於耳根後下部，有個尖角的凹陷處，張嘴時按穴位，會傳導到耳內有痛感。不但治耳朵的毛病，腮痛、偏頭痛、暈眩、打嗝都很有效。

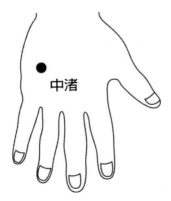

中渚穴：位於手背上，在無名指和小指掌骨小頭後的凹陷中，耳脹的時候，按穴後氣暢，耳竅就開了，中耳炎引發的耳朵痛，效果不錯，還可治肘臂五指的痛。

簡易按穴療法之十

鼻病

　　台灣氣候多濕熱；所以患鼻子過敏的人很多，健保局為鼻子過敏每年支出 50 億。中醫認為「鼻為肺之竅」，鼻病的人呼吸系統較弱，所以常感冒而且腸胃系統大都有些問題，大便不成形，也容易疲倦、讀書注意力不集中。

　　長鼻息肉，不用急著開刀，因為切除後會再長，開刀幾次後不少人因此聞不到味道。可以按迎香穴，再沿鼻邊一直按摩到頭頂，自己每天做這運動，可減少鼻息肉引起的鼻塞。鼻息肉可用烏梅粉拌水塗，或用魚腥草搗碎塗，連續 7 至 10 天。

　　鼻子流血，有些是因為挖鼻孔引起，如果不自主的流鼻血，用拇指按眉心向上到髮際處數遍，或用藥棉沾醋塞住鼻孔，或用蒜泥貼對側腳心。常流鼻血，可用茶葉燉瘦肉，或空心菜頭燉冰糖或金針和魚腥草煮湯喝。寒性體質，用艾葉煮水喝。

　　鼻子過敏最好少吃寒性的食物和水果。容易引發過敏原的牛奶、帶殼的海鮮、芒果、南瓜要減少攝食。鼻子過

敏連帶皮膚也容易過敏。晚上盡量穿長褲睡覺，即使是夏天也要穿薄麻紗類，因為寒氣都是入夜時，從小腿循陽明經而上到頭部，保暖腿部，清晨就可減少打噴嚏、流鼻水。

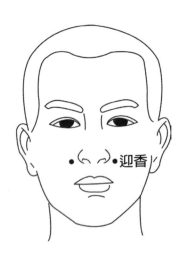

迎香穴：位於鼻孔兩旁的笑紋內，壓穴會酸麻就對了。治所有的鼻病而且是美容穴，常按不但感冒減少了，面也紅潤有光澤而亮麗。

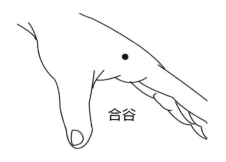

合谷

合谷穴：位於大拇指和食指之間，食指第一掌骨的中間點。是感冒和鼻塞的首選。合谷穴是全身反應最大刺激點，孕婦不能按。老祖宗列為回陽救急穴之一，也是麻醉穴之一，以後常常會用到此穴，要牢記哦！

足三里穴：位於小腿外側，膝下四橫指距離，脛骨外緣處。這可是個大穴，是強壯穴，也是回陽救急穴，可治療多種疾病，是治肥厚性鼻炎的特效穴。以後還會介紹此穴的其它功能。

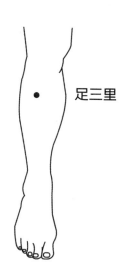

足三里

簡易按穴療法之十一

喉嚨痛、喉哽

　　古代把交通要道比喻成咽喉，咽喉是防止腦病的關卡，有八條經（肝、腎、小腸、胃、脾、心、三焦等經及督脈）通過，也是防止表病入侵裏的防道口。咽喉炎、扁桃腺炎、感冒、食道逆流、燒灼、說話多、吃燥熱食物、夜間張口睡、打呼都很容易喉嚨痛。如果一感冒喉嚨就中獎的人最好每天養成早上用鹽水漱口的習慣。

　　喉嚨痛在小孩伴有吃不下，嘴唇紅絳，可能快發燒了，可以在拇指外側，食指內側指甲旁放出一點血，不但可退燒，喉嚨痛馬上減輕許多！喉嚨正在痛時，刺激性、辛辣重口味的食物最好少食，不然以後會老覺得喉嚨怪怪的，好像怎麼都好不完全的感覺。

　　有一種喉哽，覺得咽喉有異物，吞不下去，又吐不出來，這叫「梅核氣」，跟肝經氣逆有關。情緒易波動、緊張、過敏、壓力大，還有抽菸的人多有這種感覺，按按「中渚穴」，就會舒服多了。

　　喉嚨痛，可用白蘿蔔切片待汁出，加點鹽或蜂蜜，慢

慢吞服。情況比較急的喉炎，伴有哮喘、呼吸不順暢、臉
漲紅、脖子粗，用針刺鼻尖出 2 滴血，可立刻緩解。話多
引起的喉嚨痛，將舌抵上顎，或將舌繞內側上下牙床，會
出金津玉液，含著慢慢吞，或者叩齒，可以滋陰降火，就
不痛了。

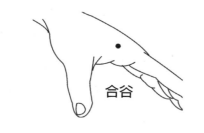

合谷穴：第 5 次見到合
谷穴了；位於大姆指和
食指之間，食指的第一
掌骨的中間點。按到穴
位會很酸脹。喉嚨痛，
用的力道要大一點，刺
激量才夠。

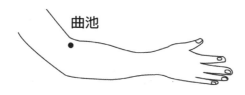

曲池穴：手肘彎向胸前，
肘部外側橫紋盡頭，靠
近骨邊按。喉嚨痛到吞
東西都很痛時，要強力
按。是強壯穴之一。

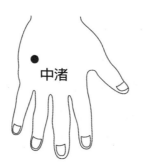

中渚穴：這個小穴，可
是常常小兵立大功。手
俯掌握拳，在無名指和
小指掌骨小頭後的凹陷
中。喉嚨痛到發不出聲
來時，可要多按幾下，
就知道它的威力了。

簡易按穴療法之十二

咳嗽

中醫說五臟六腑皆令人咳，咳嗽由感冒引起的最多，另外鼻涕倒流、食道逆流、在冷氣房、暖氣房、新裝潢的房間待太久、抽菸，還有遇到過敏原都會引起咳嗽。老人家晚上容易咳，不一定是感冒，是聲門肌較鬆弛，容易關不緊，口水跑到氣管嗆到了。傳說熱帶雨林地區有個女人國，只要境內有男人出現，男人味就會引發女人們咳嗽。前面所介紹的風池、內關、合谷、曲池、中渚、足三里等穴都可治咳嗽。

咳聲陣發，一咳就連續咳的，按曲澤穴；咳到會喘按魚際穴；咳到頭痛按列缺穴。咳到喉嚨痛按中渚穴；咳到想吐按內關穴或足三里穴；遇冷空氣就咳按風池穴或魚際穴。

咳嗽時最忌冰品，會讓你咳咳停，咳咳停一直好不了；重口味和有發性的食物也要減少攝取，才不會有痰都咳不完的感覺。久咳可用香蕉去皮燉少量冰糖或酒；用金桔燉冰糖；蒸整顆洋蔥，碗內勿加水，外鍋放一杯水。一入夜平臥就咳，用生薑片含口中半小時，所出的汁液，慢慢吞

下，30 分鐘後把薑吐掉再去睡。老乾咳無痰的，用空拳搥
鎖骨下，連續 36 下，有利痰崩解。

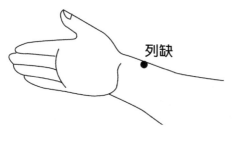

列缺穴：位於手腕內側橫紋
外，將拇指、食指分開，兩
手交叉，食指盡頭處離腕關
節 1 寸 5 分。此穴又可治咳
嗽及因咽喉腫而引起的發
燒。

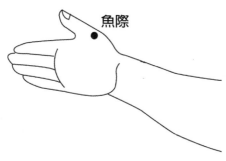

魚際穴：位手拇指掌面，肌
群隆起像魚肚的邊緣，第一
掌骨橈側中點。魚際穴和中
渚穴一齊按，可治療講話太
多而引起的失聲。

曲澤穴：位於手肘內側橫紋
正中，動脈旁。此條經絡圍
繞心臟附近，咳到胸痛，咳
得很煩，按一按喉頭就鬆
了，效果很好。

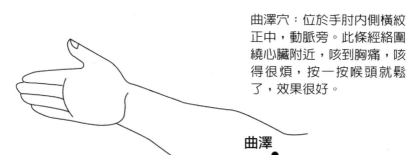

簡易按穴療法之十三
舌痛、口臭

　　舌頭破了引起疼痛，吃到酸辣或較燙的食物更痛。舌破多因晚睡，心火上升，和過食燥熱食物所致。痛得厲害還會影響說話和進食，症狀輕微的 10 天左右可自己痊癒。常常破嘴，用胡椒粉加醋成糊狀貼腳心或用蒜頭切片貼腳心。如果老是反反復復發作，可不要以為火氣大就一直吃寒涼的食物消火。那時候表示機體 (陽氣) 運作的功能差，中藥用補的讓免疫系統強了，就有力氣去修復傷口。

　　口臭原因可多，喝酒、抽菸、晚睡、糖尿病、蛀牙、鼻竇炎、便秘、白血病和重口味的食物。還有一種自己覺得口臭，而別人聞不到，原因不明的口臭就屬於神經性口臭。有人為消除口臭，常含一種小顆粒的丹，含在嘴裏涼涼的，那種東西可不能常常含，精油芳香含揮發性，如果久服會把口腔黏膜都「涼乾」了，有人經年累月使用結果造成舌或喉癌。

　　口臭可口含茶葉 4 至 6 片或用薏仁粉擦舌頭，或用甘草粉擦舌頭，效果又好又安全。前面所提到的合谷、內關、神門也都可治舌痛、口臭。

大陵穴：仰掌，手腕橫紋中間凹陷處。能清心降火，除口臭、消舌痛，又治因心火旺所造成的失眠。

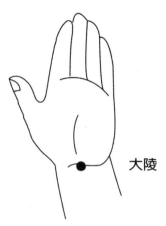

大陵

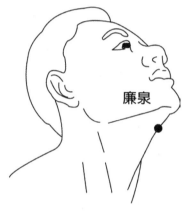

廉泉

廉泉穴：喉結上方頸部正橫紋中央，深層為舌根，有舌下神經和舌咽神經的分支。舌痛、舌根緊縮、一直流口水、講話口齒不清或聲啞皆可按。

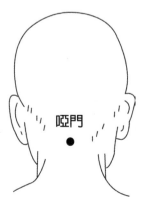

啞門

啞門穴：後頸部正中入髮際 5 分，治舌痛、言語澀滯或中風引起的講話困難或不清楚。講話多而聲啞，按一按會舒服很多。

簡易按穴療法之十四

牙痛

中醫認為腎主骨，齒為骨之餘，牙齒易鬆動，表示腎氣較弱。牙屬腎，牙床屬脾。牙床萎縮、刷牙出血、舌有齒痕，是脾虛溼氣重。整排牙痛，睡不好感到牙浮浮的，去看牙醫，卻找不到病牙，其實是腸胃溼熱或上火了。牙痛一旦痛起來可是要命的痛。如果是發炎長膿，細菌蔓延引起耳痛，甚至引起心肌炎，不能忽視！

如果運動就下排牙齒連下巴痛，要小心，去檢查看看，是不是心臟血管有阻塞，因心絞痛引發的反射性痙攣。

牙齒保養：常將舌抵上顎，口唇輕閉，牙齒相扣，勿太用力，如此可刺激唾腺分泌，用來清潔口腔，殺死微生物，並幫助消化。舌抵上顎，稱為搭鵲橋，把任督二脈接起來使陰陽平衡，保健又可防老。

另一個牙齒保健是叩齒：將上下牙輕叩每次至少9下，不但防止牙病，補骨氣，還可興奮牙神經和牙髓細胞增生，穩固牙齒。

以下介紹的穴位，在牙醫那裏作治療時也可以按，按

一按對牙科那些怪獸機器可減少恐懼感，在治療牙齒痛的過程，按一按疼痛也會減輕很多！不妨試試看，如果有牙周病、老年牙床萎縮、牙齒吃冷食熱食都有酸軟酸軟的感覺，按了也會改善，平時按一按也有鞏固牙齒減少發病的功效。

頰車穴：在耳垂下，下顎骨，張口時有凹陷處，咬緊牙有塊肌肉會鼓起來，又名牙車、牙曲，是針灸齒麻醉的主穴。中風牙齒緊閉打不開時，也可按此穴，牙齒痛到沒法咬食物時，按一按會改善。

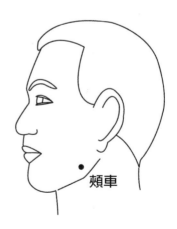

頰車

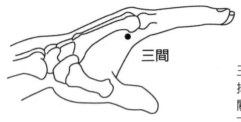

三間穴：在手食指內側面對拇指的方向，拳尖後，掌指關節之後有個凹陷處。治療下牙痛的病。按對側，左邊牙痛，按右側三間穴。咳嗽咳到聲嘶，喉嚨老是有東西哽著，按此穴效果也不錯。

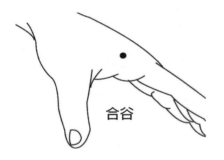

合谷穴：老朋友又見面了，在食指和拇指之間靠食指，歧骨前的凹陷處。治療風火牙痛不能飲食、牙關不開效果好。也是牙科麻醉的重要穴位，因牙痛牽引的心外膜炎，療效很好。

簡易按穴療法之十五

胸悶、心悸、心絞痛

　　人生不如意事，十常八九。古早人厚道，常將心比心，現代人喜新厭舊，將新比新，所以常鬱卒胸悶。

　　心臟病發作前的徵兆：頸子下顎劇痛、噁心、盜汗很嚴重，不一定是胸口痛或左臂痛。發作時自救的方法：自行用力咳嗽，先深呼吸，長長的咳，不要立即躺下，叫救護車後，靠門等候，爭取時間。在等的時候，大力捏勞宮穴，捏左胸大肌，捏小指中指指甲底。罹患心臟病的患者，多數與遺傳無關，主因是飲食西化和後天不良生活習性所造成。心臟病好發在氣溫較低的清晨，50% 病患發病在此時刻，因此也被稱為「心臟的魔鬼時間」。多在睡覺中發作往生，為病死中較幸運能「壽終正寢」的。

　　胸主一身之宗氣，要保暖勿招風受寒。胸腔氣行不暢，氣滯找心系經絡的穴位最快。平時按內關穴時，一面按一面轉動手腕，作呼吸運動，要吐氣多於吸氣，先把濁氣吐掉後，自然能吸進較多的新鮮空氣。平時兩手內關穴常按，胸悶心悸發作時，按左內關比較快。多吃蓮藕、海帶、木

耳、茄子、荷葉、葡萄、櫻桃、紅豆、菠菜、紅棗等。

　　臨床上針灸下述穴位，原本暗沉的臉部能明顯的光亮起來，臉上多點笑容，氣血順暢，就更光鮮亮麗。

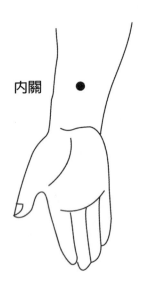

內關

內關穴：手掌心向上，腕橫紋正中後約三個指頭，2 寸的距離。按壓下去酸麻脹痛，胸腔的病都可治，有強心定喘的功能，在急救心臟缺氧、呼吸困難時，用點力捏，效果快，如果再配合捏人中穴更好，心臟冠狀動脈供血機能可快速明顯的改善，也可用強心劑直接注射穴位。心痛若按此穴尚未緩解，亦可用力捏小指與中指指甲底。

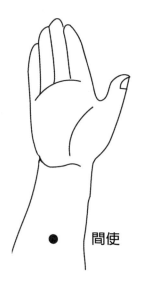

間使

間使穴：位於內關穴再前，往手肘內側的方向，1寸的距離，約手掌後四指寬的地方。能通心肺，補心養血。中醫說汗為心液，治盜汗效果好。

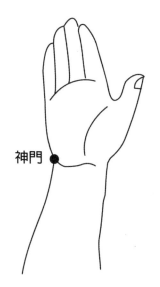

神門

神門穴：仰掌手小指內側，腕橫紋掌後內側凹陷處。治心煩、心痛、健忘、失眠、癲癇、心絞痛、狂悲欲哭。有鎮靜安神作用，治心臟病、精神病、神經衰弱有特效。

簡易按穴療法之十六

胃脹、胃痛

　　現在很多吃到飽的餐廳，邊吃邊聊天，不知不覺就吃過飽脹得不行，久了容易變成「中廣」、「中厚老實」的體型。有的人用吃來舒解情緒壓力很容易超量。氣血虛或消化不良的人，稍為吃一點就會腸胃脹，最好改以少量多餐方式進食。尤其是老年人，不但氣血虛，腸胃功能運化弱，有孝心的子女，不要一直勸人老多吃，腸胃子氣化物不及會盜母氣心火，又《內經》說心經與小腸經相互為表裏經，一下子吃太多易耗散心氣。

　　胃時不時的就悶悶的痛，多為虛寒痛，要少吃寒涼食物；情緒緊張、急躁易怒傷肝也傷胃，那種痛是痙攣性痛；如果胃部或背部第七胸椎到腰第三椎兩旁有壓痛，或前面胃痛到連背也痛，胃及十二指腸可能有潰瘍。

　　有學者指出，腸胃是第二個腦，中醫則說胃不和則臥不安，腸胃不好也會影響睡眠。睡前最好不要飲食，不但影響入眠又容易發胖。《內經》說：「飲食自倍，腸胃乃傷。」關於育兒的觀念是：「若要小兒安，留於三分饑與寒。」

吃飯 7 分飽最養生，吃太飽了，氣血都跑到胃腸去了，人就易昏沉，頭腦不靈光。讓胃腸留點空與虛，虛是很妙的，道家說：「虛則靈」，靈就清晰明朗，易萌「靈機一動」的妙趣。

以下的穴都可以調整胃的機能、鎮痛、降逆化濁。

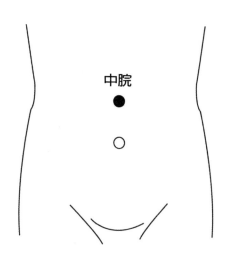

中脘

中脘穴：肚臍上正中線 4 寸，約五橫指的距離。能治一切胃痛、懷孕的害喜、嘔吐、食道逆流、打隔、小孩胃淺一吃東西就呃呃的想吐。小姐愛穿露臍服裝招涼引起的胃痛、胃氣衝心，感到胸口悶都可治。

內關穴：仰掌，手腕往手肘的方向約三橫指 (2 寸) 的距離，在中間二骨兩筋之間。只要屬內臟的疾痛都可治，感覺胃脹快到喉嚨了，或者是吃東西好像哽在胸口下不去胃的感覺，按一按氣機調暢就通了。

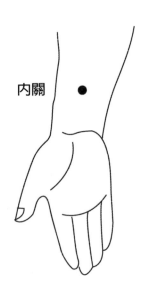

內關

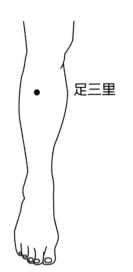

足三里

足三里穴：在膝蓋下外側，約四橫指 (3 寸) 的小腿脛骨外側有一凹溝處。這是強壯穴，力道按大一點，酸麻的經絡傳感可到腳背，治一切腸胃消化系統疾病，小孩吃不下，胃脹胃痛皆可治。

簡易按穴療法之十七

肚臍、小腹脹痛

　　肚臍下正中部位痛，稱為小腹痛，多屬膀胱炎、膀胱結石、腎病或小腸病等內科問題。肚臍痛多數和食物有關，不是吃太飽或一下吃冰冷食物一下又吃燒烤食物，就是吃到不潔食物。如果肚臍放射性痛到下腹部，一陣絞痛就瀉肚子，大便味道酸臭，已經是食物中毒引起腸炎，如果不很嚴重，過 1、2 天瀉掉細菌就會好，千萬別止瀉！可以用鹽巴塞肚臍，再用紙膠布貼著一整天，用艾薰臍很快就可止痛，或用煙、用吹風機熱風薰臍替代也可以。最好的食療是：用糙米煮稀飯，只喝稀飯的水加點鹽巴，小口小口喝。如果吃什麼喝什麼就瀉，那就要用舌頭舔稀飯水就不會瀉。

　　小朋友常喊肚子痛，可能吃得太快或太飽，或是吃飽了馬上激烈跑步玩耍，或便秘，還有就是叫他吃他不喜歡的食物，或不高興小弟弟、小妹妹出生後被冷落、鬧情緒也會叫肚子痛，這種情形按合谷穴，叫他吸氣到肚子就可緩解。

　　腸在五行屬土，土為萬物之母 。人體有 70% 免疫系統在腸道中，是最重要的免疫器官。當肚腹有痛感時，是警

報系統響了，要檢視生活飲食哪裏出了問題。有一種叫克隆氏症的疾病，是腸壁炎，右下腹常常疼痛、腹瀉，得病的人，都是由小到大不曾或很少喝熱飲。

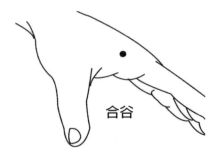

合谷

合谷穴：位於大姆指和食指之間，在食指的第一掌骨的中間點。當身體不舒服，心情不好，不知道要按哪裏的時候，就按合谷穴，然後吸氣吸到痛點，一定可達到某種程度的緩解。

天樞穴：位於肚臍兩旁2寸，約三個指頭距離。也治肚子痛到吐。能幫助消化，對小孩慢性腸胃病，效果好，可熱敷更舒服。肚子脹痛、吃太飽或細菌感染的痛皆可按，覺得自己肚子太大了要減肥也可按。

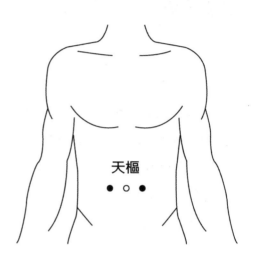

天樞

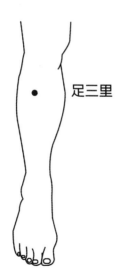

足三里

足三里穴：位於小腿外側，膝下四橫指距離，脛骨外緣處。可增強胃腸消化吸收功能，腸鳴、吐瀉、心腹脹痛都可按一按。是強壯穴，可使元氣不衰，可應用於全身各種病症，日本人最愛用艾灸此穴養生。

簡易按穴療法之十八

打嗝、呃逆、噯氣

　　打嗝是膈神經刺激橫膈膜肌引起痙攣性收縮，使空氣突然吸入呼吸道內，此時聲帶閉著，以致造成特別的聲音。有的人的聲音很響，嚴重者 3 至 5 分鐘打嗝一次，晚上要趴著睡，很痛苦。

　　《內經》認為「胃為氣逆，為噦」，也就是說胃氣逆於下，直沖於上，排到口中而發出聲音產生噯氣。偶發的打嗝是生理現象不必擔心，如果打嗝時，口中有發出臭、酸、苦味等氣，就要特別注意，是否因為食物腐敗產生胃酸，或膽汁倒流的問題。噯氣排不出會很不舒服，可以輕敲背部就容易排出來。

　　噯氣聲音低又長，從胃中氣上來，這種現象好發在病後、年老脾胃虛弱、吃東西不消化和心情鬱悶的人。打嗝常由於過食生冷食物，又遇寒邪入胃腸。如果打嗝的聲音低，又連續不斷，大多是屬於脾腎元氣虧虛。打嗝時可口含生薑緩解。

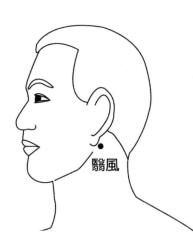

翳風

翳風穴：位於耳根後下部，有個尖角的凹陷處。張嘴時按穴位，會傳導到耳內有痛感，打隔時，用大一點的力量按壓 10 至 15 分鐘。

攢竹穴：在眉頭，眉毛內側頭骨邊緣凹陷中。入眉約 1 分處，又治中年女子眉頭痛。治打隔，用食指和中指，強力按壓持續 15 至 20 分鐘，兩邊穴位一齊按，指壓一定要有酸脹的感覺。

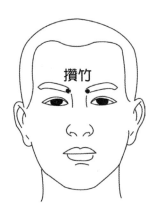

攢竹

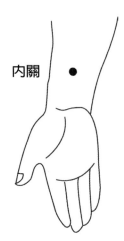

內關

內關穴：手掌心向上，腕橫紋正中後約三橫指 2 寸的距離。按壓時有酸、麻、脹、痛的感覺，強力按，吸一口氣，打隔就會停止。

簡易按穴療法之十九

情緒不穩、易怒

「人生不滿百，常懷千歲憂」，皮夾裏的發票常比鈔票多。人一生1、2萬多個日子不在愁中即在病中，拿破崙曾說：「我一生中，找不到六天快樂的日子。」拍《美麗人生》這部電影的義大利導演羅貝托在奧斯卡頒獎典禮時，得獎致詞是：「我要感謝父母，因為他們給我一個貧窮的童年。」其實轉念想想，不好的事也是好事，因為那些事可能是成就未來大事業的歷練。

「蝸牛角上爭何事，石火光中寄此生。」人畢竟是人，在事發的當下，還是控制不了。情緒的開關鈕，是合谷、太衝穴，按一按可避免一時衝動，造成永遠的遺憾。氣到發抖、胸悶、心悸，可按內關穴。氣過了卻久久不能平息，按神門穴。

樹多必有枯枝，人多必有白痴。生氣就是把別人的錯誤拿來懲罰自己；也不要把自己的錯誤，拿去懲罰別人；更不要把自己的錯誤拿來懲罰自己。怨恨的心，會令人陷入壓力中，久了體質變成酸性。壓力和酸性體質容易得癌

症。對仇人最光榮的報仇，就是原諒他。生命如此可貴，不要浪費時間去恨別人，真善忍可以打開心結。

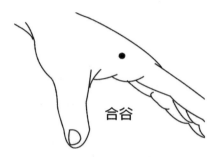

合谷

合谷穴：在大姆指和食指之間，食指第一掌骨的中間點。情緒激動時腸胃容易痙攣而痛，按了合谷穴全身平滑肌都會鬆弛，可疏解壓力。若事發當下，爆怒不可止時，記得，一邊按穴，一定要加深呼吸，「閉上眼，心裏算１、２、３」怒火一定降。

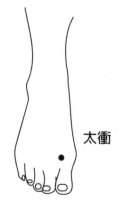

太衝

太衝穴：在足大趾和第二趾中間，往上約１寸半的凹陷中。肝脈至此氣盛大，居衝要之處，故名太衝。是肝經臟腑原氣真氣所經過和留止的穴位。肝主驚、主怒，肝藏魂，是麻醉穴。能引怒上之氣下降，尤其是一生氣就頭痛，眼睛脹痛，按的效果特別好。

簡易按穴療法之二十

便秘

晉朝葛洪先生說：「若要長生，腸中常清。若要不死，腸中無屎」。現代人飲食講求口感和便利性，但是「爽口物多終作疾，快心事過多為殃。」再加上長時間坐辦公室，情緒緊張，使便秘族群日益增加。長期便秘致使毒素久積體內，會造成面上長痘，臉色黯然。

老人的便秘多因血燥，腸內津液枯少，與產婦及生病後的便秘都屬於虛證，要補氣血。老人的虛秘，若用瀉藥，不但很傷腸胃氣，排泄出的可能只有水而沒有糞便。兒童喊肚子痛，不太吃飯甚至發燒，有時是便秘造成，只要排出糞便症狀就會緩解。有人一星期沒解便，排出的便卻是軟便，此種人即使喝再多水，吃再多蔬菜水果也不見得會排便，這是因為氣虛，腸子無力蠕動的緣故。高血壓患者尤其要保持每天通暢排便，防止在用力擠出糞便時造成中風。

越依靠藥物排便，就越不會自行排便。排便時最好唇齒閉合，不要講話，雙眼向上看會排得比較乾淨。平時洗好澡，掌疊掌，雙手壓著肚臍，男向左、女向右的方向揉

按 36 下，再往相反方向揉按 36 下，接著由左上腹向下推
按到骨盆腔邊緣 36 下，再配合下述穴位的揉按，假以時日
一定能改善。

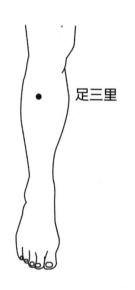

足三里

足三里穴：位小腿外側，
膝下四橫指的距離，脛骨
外緣處。陽明經多氣多血
的特質，可益血生血而潤
腸，又健脾益氣而增強腸
胃的蠕動力。很適合治大
腸急躁症的便秘，特別是
氣血虛的便秘。

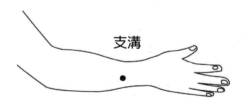

支溝

支溝穴：位於手腕關節背
面，小指直上，向手肘方
向四橫指的距離，在兩骨
之間。三焦經的脈氣行走
於上肢前臂兩骨之間，如
水行溝渠而得名，又名飛
虎穴，能使上中下三焦的
氣機運化通於全身。治習
慣便秘，特別是有高血壓
又便秘的人。

簡易按穴療法之廿一

腹瀉、大便不成形

　　大部分和情緒有關的大腸急躁症，是便秘與腹瀉交替發生，大便不暢，排完便後還有便意，還會放屁，噯氣，又稱胃腸神經官能症。這樣的患者，要調肝氣，使肝經疏瀉的氣機運作正常，使肝木不剋脾土就能改善，可按合谷穴、太衝穴來緩解。

　　食物不潔引起的腹瀉，一天腹瀉多達 5 至 10 次，有人多達 20 幾次，坐在馬桶上起不來，嚴重的吃什麼喝什麼全都瀉，人都虛了。為怕電解質失衡，可喝點淡鹽水，最好用舌頭舔水才不會刺激腸胃又會瀉。最好的食療是用糙米煮稀飯，只喝稀飯湯加點鹽，一天少量喝 10 幾次，緩解後才進食，剛受傷過的腸胃，飲食要清淡，可按足三里穴收工。若是細菌性腸炎，腹部會先絞痛才瀉，甚至瀉水，便臭，肛門灼熱。一時找不到醫生，可用鹽巴塞肚臍，再用艾條薰臍，或用煙，吹風機熱風吹薰。

　　慢性腹瀉，是指經年大便不成形或瀉。台東有個病人，一天腹瀉 6 至 8 次，已 30 多年，活動範圍限於家附近，哪裡也不敢去。這種瀉，腹不痛，便軟或散，不臭，多屬寒帶虛的體質。可用胡椒粉加飯粒揉成團，塞肚臍，隔天換，

再用艾條灸或在上面加一片薑，隔薑灸。

有人清晨就肚臍痛，腸鳴，瀉肚子，吃什麼瀉什麼，中醫稱為「五更瀉」（除了前一晚喝酒早晨也會腹瀉的狀況除外），晨瀉的人常會有腰酸腿軟，要加補腎氣，按太谿穴保養。

一般的腹瀉，或腸胃很敏感，稍微吃到不對勁的食物就瀉的人，可按下列介紹的穴位保養：

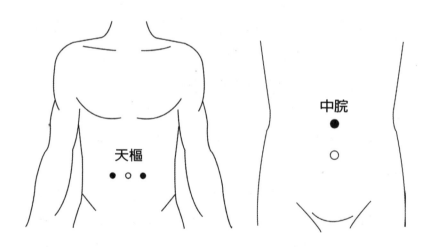

天樞穴：在腹部，肚臍的兩旁2寸三橫指的距離。是大腸經氣聚結的地方，健脾，調暢腹部以下的氣機，是消化系統疾病常用又很重要的穴。

中脘穴：肚臍上正中線4寸約五橫指的距離，在劍突心蔽骨與肚臍的中間。是胃的經氣聚結之處，內部為胃的中部，能治一切胃病、霍亂吐瀉。

簡易按穴療法之廿二

痔瘡

　　痔瘡分內痔與外痔。由於肛門靜脈有瘀血，致使靜脈擴張成瘤，漸漸變大而成痔瘡。長在肛門周圍皮膚的痔瘡比較會痛。長在肛門黏膜處的痔瘡就不會痛。肛門受較硬的大便刺激，容易出血，常年出血，也容易導致貧血。嚴重的痔瘡會紅腫、劇痛，導致步行困難，甚至晚上輾轉不能眠。

　　久坐、腸胃功能不良容易血行不暢，肝不好、愛喝酒、老人血燥津枯、產後、大病後氣血虛，都容易產生下腹的瘀血，最終導致痔瘡的產生。氣虛的人還容易脫肛。

　　有痔瘡的人最好養成每次上完大號，用水沖肛門，用溫水最好，女生記得要由前往後沖洗，否則細菌易沖入陰道。沖洗擦乾後，擦上紫雲膏。脫肛的人擦好紫雲膏後再推回去。排便肛門痛，可以用甘草濃煎的水洗肛門，或用魚腥草搗爛外擦，最後還是用紫雲膏擦。

　　平時多作肛門運動，一縮呼氣，一放吸氣的提肛鬆肛動作，不僅改善痔瘡症狀，更可強腎。飲食可多吃香蕉沾甘草粉或蜂蜜、柿餅、韭菜、黑木耳、豬大腸。

　　下列的穴位常按，可促進下腹腔的循環，化解肛門的
瘀血。促進腸胃功能的是足三里穴，加按此穴可以增加腸
胃的蠕動功能。也可以按肛門上口，促進肛門周邊的循環。

　　按穴治痔瘡，比較不會呈現立即效果，要耐心的按穴，
一段時間一定可以改善。

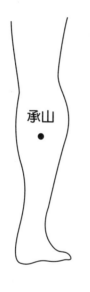

承山穴：位於小腿肚，用腳尖站立，小
腿肚會出現人字紋，那個「人」的頂端，
像山峰的尖端。強力按，經氣可直達肛
門，治便秘和痔瘡甚效。

孔最穴：位於下手臂內側上方，手掌向
上，從肘向腕的方向，六橫指 5 寸的距
離，強按時拇指會有感覺就對了。是肺
經為氣血聚集的穴位，肺與大腸有相表
裏的交互作用，治痔瘡，尤其是久痔有
特效，如果痔瘡出血不止，用灸法，直
接在穴位上灸艾粒。

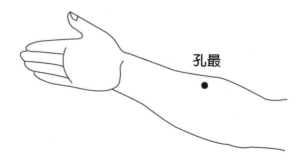

簡易按穴療法之廿三

頻尿、尿床

　　腎主水，主管水道的開闔機轉。老年人的頻尿多屬命門火衰和腎氣的水火俱不足。幼兒的頻尿尿床，多因先天腎氣未充，營養不良之故。有些人的頻尿是因為手術後造成尿道鬆弛。如果重病的人，頻尿而不自知，稱為遺尿，是腎氣已絕的徵兆。

　　有位女病人22歲了還尿床，這是腎陽不足所致，使膀胱的調控機能失靈。頻尿而尿的顏色淡，量又多，這是虛寒的體質，要少食寒性食物、水果。小便頻，尿少、尿的顏色深、尿道有灼熱感，這是尿道發炎了。

　　頻尿、尿床，食療用糯米糕拌龍眼肉和高粱酒。睡前半小時吃一些。兒童用龍眼肉和糯米煮稀飯。小孩大人都愛吃，一次不要吃太多，頂多半碗就好。尿尿時，最好輕咬牙根，這是老祖宗的養生法寶，減少腎氣隨尿洩出。

　　以下介紹的關元、氣海穴位，用按、用拍打、用艾粒或艾條薰都可以。

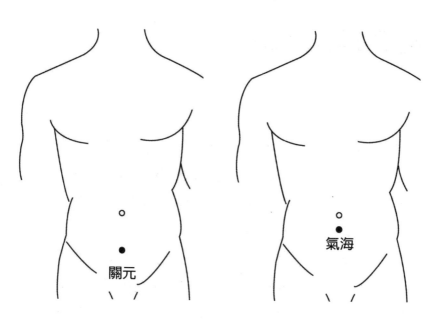

關元

氣海

關元穴：位於肚臍下 3 寸四橫指的距離，是一般人所稱的丹田。脾肝腎三條經絡和任脈在此交會，人的精氣都藏於此穴，所以是非常重要的強壯穴，強腎效果一級棒，和腎有關的病都可以治。此穴也是胎兒受元氣之所，所以孕婦禁針也禁按。

氣海穴：找到關元穴後，再找氣海穴就容易了。肚臍和關元穴的中間一半就是氣海穴。也就是肚臍下方 1 寸半的地方。看穴名就知道氣海是生氣之海，可治一切氣病，尤其是氣虛，五臟氣虛都可治。配合關元穴，強腎的效果如虎添翼。

簡易按穴療法之廿四

前列腺肥大

前列腺肥大早期多為 60 歲以上的男性容易患病，所以稱為長壽病，近期 50 歲左右的男性患者也很多。有一位小姐肚子痛跑來就診，問我她是不是前列腺肥大？怎麼下腹越來越大？我聽了差點暈倒！

前列腺增生壓迫到尿道，排尿時間加長，尿出的管線變細，尿出時就分叉線噴出，射程變短。當排尿要用力才排得出較多尿量時，表示膀胱收縮功能差，已有殘尿。尿完後，又自行滴出幾滴在褲子上，睡覺時也會不自覺的漏尿。所以年長的男性患者常會聞到身上的尿騷味。

生或熟的南瓜子當食療，民間反應不錯。可用食鹽炒熱至 40 度左右，用布包起，熱敷下腹，或用溫水熱敷，也可用獨頭蒜搗爛加食鹽敷肚臍，外用紙膠布固定。避免洗太熱的水、長期久坐、飲酒和長時間騎腳踏車。

中醫認為前列腺的症狀和脾肺腎三經的系統有關。肺主通調水道，所以肺經的列缺穴可以治；脾經系統主升清降濁。過勞和飲食不節制，中氣不足，造成氣虛下陷，脾土

不能治腎水，會讓前列腺症狀難好，足三里和三陰交穴就幫上忙了。最重要的當然就是腎經系統，主水道開闔。房事過度、腎氣衰、命門相火不足是前列腺退化肥大的主因。

除了上次介紹強腎的關元、氣海穴必按，加上下列的穴位之外，還可以捏按足小趾趾甲兩旁，和腳內踝後的凹陷，尿尿就會順利多了。

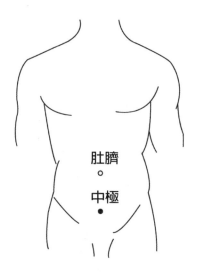

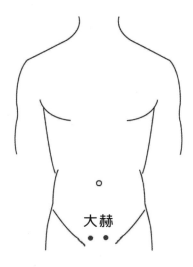

中極穴：位於肚臍下 4 寸約五橫指的距離。是脾肝腎任脈四條經絡的交會處，是膀胱臟腑經氣結聚的地方。強力按尿道膀胱有酸酸的感覺，可以治療膀胱的所有問題。

大赫穴：位於下腹部中極穴旁 5 分。是衝脈和腎經交會處，陰氣盛大，所以穴名叫大赫，赫赫有名。在大赫穴上按壓後，也可由大赫穴往睪丸的方向推按，治療小便不順引起的下腹脹痛和陰莖痛。

簡易按穴療法之廿五

尿少、小便不利

尿少，是指每次排尿量不多。水腫、汗出多、中暑、腎功能不全的人容易有此症狀。小便不利，是指小便量少，排出不暢。老人及產後婦人容易排尿次數多，排尿後產生不舒服的感覺。口渴愛喝水，半小時左右就跑廁所，尿很急，尿不多，尿道口灼熱，排尿結束時尿道會痛痠打寒顫，尿色很黃，大多是膀胱炎或尿道炎。小便不利，伴有下腹脹痛或腰痛，甚至小便刺痛，尿液有血，可能是尿路結石。尿少，按壓下腹腔膀胱處，並無脹滿現象，有可能腎功能將衰竭。

尿路結石，擋住尿道口，尿到一半突然尿不出來，只要搖動一下腰部，尿尿又可順利排出。中暑的尿少，可以喝綠豆湯。輕微的尿道炎，可以用玉米鬚濃煎當茶喝。輕微的水腫和結石的小便不利，煮綠豆湯加冬瓜皮、冬瓜子、玉米鬚當茶喝，或濃煎薏仁當茶喝。用小蘇打加水喝，增加膀胱的鹼性有預防和治療尿道炎的效果。

　　之前介紹的中極、大赫、三陰交等穴都有助於排尿順利。有習慣性尿道發炎的人，除了多按下列穴位，也要忌冰品。

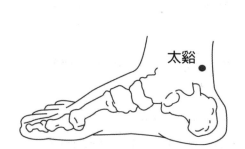

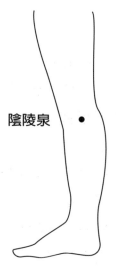

太谿穴：位於足內踝後 5 分，跟骨上方，腎經脈氣走到此處匯聚成大溪，「太」是大的意思。是針灸麻醉手術常用的穴位，是急救穴。也是診斷生死的穴，重病或久病的人摸太谿脈，如果已無脈氣，可能已不可救了。可調整內臟，強腎，通利小便。

陰陵泉穴：位於膝蓋內側，橫紋頭下，用食指沿脛骨往上摸到轉彎的地方，有個凹陷處。是脾經合穴屬性為水，和水經的腎和膀胱有五行的關係，對泄水液，利水道效果很好。

簡易按穴療法之廿六

月經痛

　　月經來時肚子痛的情形很複雜。一般「經前痛」多屬實症；「經後痛」屬虛症，但臨床觀察也並非絕對如此，還得參照個人體質。很多人生活太複雜，易造成虛實挾雜的症狀。

　　依痛經的位置與疼痛情況，可以簡單的做初步判斷，以緩解不適：

　　疼痛部位在腹部的一側或兩側：通常和情緒有關，同時常伴有胸悶、腹脹到胸脅處、頭暈、耳鳴、腰腳無力，這通常屬於肝經氣滯，可以加按太衝穴緩解。

　　疼痛部位在肚臍以下正中的部位：有劇烈的刺痛感且時間很長，經血顏色呈紫黯色、有血塊，甚至感覺好像月經排不出來，或是排得不順暢，稱作血滯。中醫說「不通則痛」，加強按血海穴，也可以煮山楂、紅糖當茶飲用。

　　疼痛痛到牽引腰背：多屬虛症，和腎經系統有關，可加按氣海、關元穴。

　　小腹感到冷冷的痛經：喜歡按著肚子，熱敷會感到舒

服緩解，此多屬於寒痛，常見原因為吃冰冷的飲料以及寒涼性食物太多，或者月經期間淋雨、玩水、坐在濕地上所導致，可煮生薑、黑糖當茶飲用。

經期肚子隱隱作痛：腹部有重墜感且經血量少、顏色淡，月經綿綿不止，這是氣血都虛，平常脾胃較弱，無力載動血氣。

月經過後痛：月經過後痛未停止，甚至更痛，這是血海空虛，血流太多一時補血補氣來不及，脾氣弱補血慢，血未歸經。輕微的可以吃巧克力緩解。

嚴重的痛經：四肢冰冷、面色蒼白、唇變青紫，還會冷汗淋漓、噁心嘔吐、甚至要掛急診，這是肝氣沖到胃氣了，可口含生薑，加強按內關、足三里穴。

經血量多的痛經：經血稠黏且有很重的腥臭味，舌苔黃膩，這通常是體內濕熱氣太重下沖到子宮，多數此類病人飲食較重口味、晚睡、自我管理能力較差，常見患者止痛藥一顆一顆的加，甚至要吃 3、4 顆才能緩解不適，要改變生活起居、飲食和情緒控制，才是最根本的辦法。

一般痛經，可以用雙掌按摩腹部，在氣海、關元穴或肚臍以下正中部位，用推或揉的方式，再按摩腰到尾椎骨，摩擦至有溫熱感，可以加重尾椎骨的上下部位，或在痛處抹上白醋，用吹風機吹熱風或熱敷達到溫熱感以緩解疼痛。

不論哪一種痛經，平日或疼痛時按摩下列穴位皆能緩解：

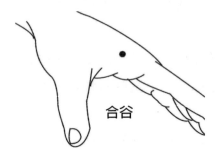

合谷穴：位於大拇指和食指之間，食指第一掌骨的中間點。有宣通氣血的作用，屬陽明經，有多氣多血的特質。對於絞痛、隱隱作痛或腸胃弱的痛經，可施加力度按壓。

三陰交穴：在小腿內側，內踝上 3 寸，約四橫指的距離。為脾、肝、腎三脈的交會，有氣血兩補的功效，配合合谷穴，可調經，可促進排瘀血。

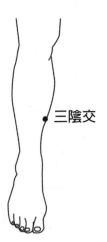

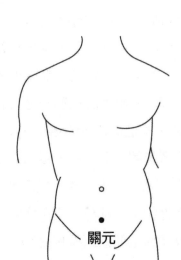

關元穴：於肚臍正中線下 3 寸約四橫指的距離。脾、肝、腎三條經絡和任脈在此交會，為血液循環的刺激點，是補腎和充實下半身的強壯穴，對各種痛經皆有效。

簡易按穴療法之廿七

月經症候群

　　女生的月事，引起的身體失常真的很難受，需要身邊人的呵護和體諒。月經前 7 至 14 天，因卵巢功能失調、體內水分滯留過多、骨盆腔充血、雌激素升高、和植物神經失調等生理因素，加上個性、生活習慣、情緒管理等總合所引起的各種生理變化，多數人持續到月經來臨即緩解，少部分人會持續到月經結束。

　　月經症候群的症狀相當多種，常見的症狀有：下腹痛、精神煩躁、恍神、身體發熱、緊張、失眠、神經過敏、全身酸痛、乳房脹痛、頭痛、頭暈、腹瀉、小腹重墜、腰酸背痛、浮腫、長青春痘、皮膚癢、起風疹塊、嘔吐、口舌生瘡或潰爛、破嘴、四肢抽搐，還有因經血不正常流向所引起的代償性月經、逆經、倒經、錯經所致的口鼻眼耳出血、便血、尿血等症狀。

　　經前各種不適症狀皆可參照之前所介紹的按穴法處理。另外，在此簡介一些食材能緩解月經症候群所引起的不適，

　　頭痛：可食用菊花、桑葉、山楂。

全身痛：可食用香菜、韭菜、豬骨、豬筋。

乳脹：可食用芹菜連根煮粥。

身體發熱：可食用蓮藕、綠豆湯、豆腐。

腹瀉：可食用芡實、蓮子、薏仁、豬腎。

嘔吐：可食用生薑、蘿蔔。

皮膚問題：可食用菠菜、白菜、山楂、百合、豆腐、
　　　　　胡荽。

頭暈：可食用木耳、豬肝、菊花。

浮腫：可食用冬瓜、玉米鬚、葡萄、蘋果、西瓜、薏仁、
　　　紅豆。

煩躁：可食用百合、巧克力。

不正常出血：可食用蓮藕、花生皮。

除此之外，平日按壓下列穴位不僅能作為保健穴且能
調經並減少經前不適的嚴重度。

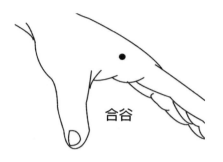

合谷

合谷穴：位於大拇指和食指之間，食指第一掌骨的中間點。專治頭面上的病，凡是頭部的症狀，頭痛、頭脹、頭暈、冒汗、緊張、全身酸痛、眼浮腫皆可按。

血海

血海穴：在膝蓋內側之上方，約四橫指的位置，為血之海。膝臏上 2 寸。專治一切血病、清血、去瘀血，還可去濕，和血有關的月經病及皮膚病皆可治。

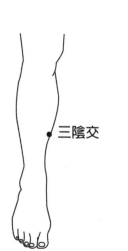

三陰交

三陰交穴：在小腿內側，內踝上 3 寸，約四橫指的距離。治療內分泌失調，神經衰弱的名穴，更是治療月經病的必用穴，是肝脾腎三條經的交會點，有氣血兩補的功效，凡與肝脾腎有關的月經症候群皆可治。

簡易按穴療法之廿八

月經不順

　　這是很大的題目，用濃縮而精簡的方法總結論述。「女子二七（14 歲）天癸至」，腎氣充足，開始具有孕育的功能，而來初經。初經在 10 歲以前算過早，現在很多小女生，因為飲食關係而早熟，小三就來初經了。國外有一個 5 歲女孩就作媽媽了，兒子已成年了仍不知生父是誰。更有一個 3 歲來月經的，媽媽因此被法院判決剝奪監護權，認為她疏於照顧所致。超過 17 歲才初經，太晚了不正常。懷孕後月經仍按時來，但不影響胎孕，古人稱為垢胎或激經。

　　行經期最短不要少於 2 天，最長勿超 7 天，經期太長都有問題。停經一般在 45 至 55 歲，現代人是否壓力太大，常見 40 歲前後就停經了。月經週期最短不少於 21 天，超過 40 天的稱為「經遲」，一般都在 28 天左右。有人固定 3 個月行經一次，稱為季經。也有人一年行經一次，稱為年經。只要週期固定，算個人體質不能當作病態。如果月經有時提前，有時延後，稱為亂經，多為腎精不足、肝氣鬱結所致，停經前也會有此症狀。

月經量一般每次約 50~80c.c.。經量過多，常伴有子宮器質性的問題或罹患全身性的疾病，例如子宮肌瘤、肌腺症、貧血、白血病、肝病。月經量過少，體質屬虛的佔多數，貧血或甲狀腺亢進和肝硬化也會使經量減少。另外，非行經期的出血都有問題，可能是排卵期出血、陰道炎、子宮頸炎或避孕器不適等等。

月經的顏色，開始是較淺的紅色，漸變成正紅，色澤明亮，後期轉成暗紫色，沒有特殊味道，血不會凝固，不黏稠，也不會稀稀的，沒有血塊，是最漂亮的經色。月經期間勿行房，此時子宮頸開，病邪會直搗黃龍，長趨直入，穿越子宮頸直達盆腔組織，容易損傷衝任二脈，引發血崩、月經淋瀝滴不停、白帶或月經不順等問題。

月經的問題主要以脾肝腎衝任脈有關，下列是基本的保養穴。

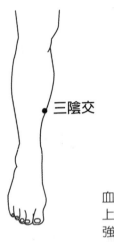

三陰交穴：在小腿內側，內踝骨頭上 3 寸，約四橫指的距離。能健脾調肝腎，為婦科第一重要的穴位，調血理經還可止帶下，以及經脈閉塞引起的月經病，要加大力度按壓此穴。

血海穴：在膝蓋內側上方，膝臏上約四橫指的距離，肌肉隆起處。強按之深部有酸麻脹的感覺強烈到令人難以忍受。此穴是脾脈氣所聚，如同氣血歸聚之海，可以宣通氣血，治一切血病。經血多的人此穴位會有脹脹的病狀。當月經出血不順，要來來不了，與三陰交同時按壓，有催經效果。

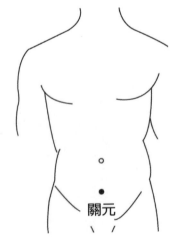

關元穴：在肚臍下 3 寸，約四指頭的距離。屬任脈，俗稱丹田，是元氣聚集所在，為血液循環的強壯刺激穴。腎脈在此穴交會，所以也是強腎穴，腎也主生殖。治婦女各種血病症、子宮前屈或後傾、子宮下垂、月經異常。

簡易按穴療法之廿九

白帶

　　在月經前後，排卵期和懷孕期會從陰道流出清清而粘的液體，無味、無刺激性、不流出陰道外的白帶，能滋潤陰道，這是正常的生理白帶。但許多女性有白帶量過多或有異味等情況，在此就以中醫臨床論點概略的談一談白帶問題。臨床症狀可分為下列幾種情況：

色白量多且黏稠

　　白帶量多，色白黏稠，好像鼻涕又好像唾液，淋瀝不斷者，是脾虛。多吃山藥、白果、薏仁、四神湯。

色白量多如清水

　　白帶量多，清清稀稀像水一樣，無味，伴有腰酸，是腎虛。多吃核桃仁、芡實、糯米、韭菜根，可煮成粥食用。

色黃量多有味臭

　　白帶色黃，有酸臭或穢臭氣、量多、質粘稠或清稀，是濕熱所致。有的是因子宮頸有糜爛現象所致。

色白灰起泡有搔癢

　　白帶像米泔水的樣子，色灰灰白白的，還會起泡沫狀

的，陰部癢又有刺痛感，可能是陰道有滴蟲。

色白附膜且奇癢

白帶色像豆腐渣，大小陰唇上有一層白膜，怎麼擦也擦不掉，擦完又生出來，陰部奇癢無比，小腹會痛，小便如刀割，是有黴菌感染。

色白量大如血崩

如果白帶大量，色白，稀稀如水或黏稠，忽然好像血崩一樣洩洪，稱「白崩」，可能生殖系統有腫瘤。尤其是有輸卵管癌變的可能，多見於中老年婦人。

老年人白帶問題

白帶色黃，有的稀稀的，有的黏黏的，有時還帶有血，陰道有燒灼感，是老年性陰道發炎。另外有一種白帶要特別小心，白帶的顏色很奇怪，似血非血，似膿非膿，有時又清清的，有時有黃有綠又有白，惡臭難聞，身體其他方面也很差。要去檢查，可能有惡性病。

總說白帶是濕邪作怪，反反覆覆發作，病程較久。通常為性伴侶較複雜者，月經後或產後惡露未淨、不注意衛生、不禁房事者。月經剛完就洗冷水澡、裸身時陰部吹到電扇或吹到冷氣，導致風寒濕邪乘機而入。如果病情纏綿者則需要夫妻兩人一同治療。治療期間必須暫停房事，減少交叉感染。女性內褲最好煮沸消毒並日曬或全部換新，少穿緊身褲和牛仔褲，多穿裙子通風；飲食少吃冰品和重

口味香辣的食物。

白帶與脾腎任脈和帶脈關係最密切，因此能強腎的中極、關元以及命門穴皆可作為輔助治療的穴位。

下列介紹治療白帶的基本穴：

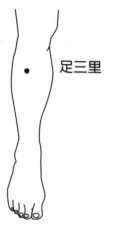

足三里穴：位於小腿外側，膝下四橫指距離，脛骨外緣處。屬陽明經，有多氣多血的特質，能健脾益氣、強壯元氣及增強腸胃消化系統功能，把多餘的濕邪代謝掉。

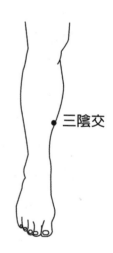

三陰交穴：位於小腿內側，內踝上3寸，約四橫指的距離。是脾肝腎三條經的交會點，治療內分泌失調的主穴。治白帶的最佳搭擋是足三里。一陰一陽，內外交攻，效果更佳。

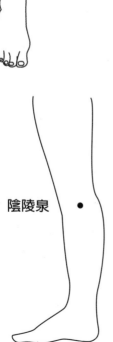

陰陵泉穴：位於膝蓋內側，橫紋頭下，用食指沿脛骨往上摸到膝蓋轉彎的地方有個凹陷處。屬性是水，治與水有關的白帶效果很好，搭配小腿外側的陽陵泉，陰陽交治，治白帶的效果更好。

簡易按穴療法之三十

更年期障礙

誰說更年期一定有症狀？一定有障礙？隨著科技發達，消費經濟高漲，女性停經問題似乎被冠上魔咒——更年期障礙。這個魔咒扭曲了大部分的健康人，成功的攻佔 40 歲以上的女性吃一些不必要的健康食品，說是預防更年期障礙。

月經即將停止的前後的過渡期，稱為更年期。老天體恤婦女生育之苦，更年期只是讓女性卸下生育的任務，此時卵巢功能逐漸退化，至完全喪失，停止排卵，卵巢分泌的賀爾蒙減少。

更年期症狀有：月經不規則、熱潮紅從胸部至頭、盜汗、胸悶、心悸、更年期性高血壓、假性心絞痛、心律不整、頭暈、失眠、易緊張，易怒、多疑、煩躁、沮喪、情緒低落、眼乾澀、記憶減退、愛哭、恐慌、焦慮不安、乳房下垂、頻尿、漏尿、腰酸背痛、子宮陰道脫垂、皮膚萎縮、皮膚乾燥、易色素沉著長老人斑和出現皺紋、皮膚過度敏感有麻木刺癢或蟻走感、陰道萎縮、性交疼痛、性慾改變、膽固醇、三酸甘油脂增高、動脈硬化。更年期障礙的魔咒

記載著許多身體不適的症狀。

　　許多女性受一些觀念誤導，認為停經後就必須使用女性賀爾蒙，可以讓自己保有青春並能維持健康。然而臨床上卻發現，長期服用賀爾蒙有罹癌的風險，尤其是乳癌，這些違反自然的作法，需要付出代價的。

　　《內經》說：「七七（49歲）任脈虛，太衝脈衰少，天癸竭，地道不通，故形壞而無子也。」也就是先天精微物質耗損腎氣漸衰，衝任二脈漸虛，精血日益不足，陰陽失和，演變為臟腑功能的失調。從腦中樞，調節全身血管和內臟的自主神經功能紊亂，卵巢、腎上腺、甲狀腺、腦下垂體一系列器官的內分泌失調。症狀從半年持續到10年，年齡分佈45至55歲，當今臨床上常見40歲左右就停經，平均停經年齡50至51歲。

　　每位女性都會有更年期障礙嗎？並非如此，症狀輕重則是取決於個性、情緒管理、壓力、生活習慣和體質。有人確實很嚴重，而有人卻沒有任何不舒服。其實，更年期為女性極陰期，調養得好，可由陰轉陽，轉過之後又活蹦亂跳的，運動場上跳舞很帶勁，到處旅行的，就是這類快樂女人。因此平日的養生與生活習慣顯得相當重要。

　　更年期腎虛是致病的根本原因，累及心、肝、脾經。以下介紹基本保養穴：

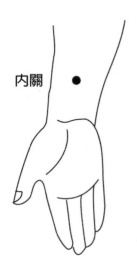

內關

內關穴：仰掌，手腕往手肘的方向約三橫指 2 寸的距離，在中間二骨兩筋之間，只要內臟的問題，心血管的症狀都可緩解，例如胸悶、心悸、失眠、頭暈。

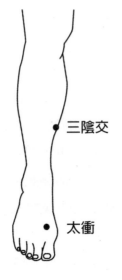

三陰交

太衝

三陰交穴：在小腿內側，內踝上 3 寸，約四橫指的距離，是治療內分泌失調、神經衰弱、婦科病的主穴，是肝脾腎三經的交會處，強腎的部分可配合太谿穴、關元穴、命門穴。腸胃部分可配合足三里穴。皮膚的問題可加按血海穴，曲池穴。

太衝穴：在足大趾和足第二趾中間往上約 1 寸半的凹陷處，是肝經臟腑原氣所留止的穴位。女子以肝為先天，與肝有關的都可按。眼睛問題配合睛明穴，情緒問題配合神門穴，筋骨問題配合陽陵泉穴，房事問題配合三陰交穴和太谿穴。生殖問題配合氣海穴和關元穴。

簡易按穴療法之三十一

不孕症

　　想生小孩卻生不出來即是不孕症，雖然現代醫學對不孕的原因進行了許多研究，但多數不孕者仍原因不明。一般說來女方不孕常見的原因，為先天或後天生殖器官缺陷或疾病問題所導致的，如輸卵管發炎、阻塞、沾粘，還有免疫反應阻礙了卵子與精子的結合等。而男方不孕原因，為先天生理缺陷、性功能障礙、精道阻塞、精液異常、精蟲數太少或活動力不夠等。多數不孕症的致病原因都很複雜。

　　古人稱不孕為無子、絕嗣、絕產；曾受孕又不孕的稱為斷緒。與種子（育子）有關的脈為任脈、督脈和衝脈，此任督衝三脈皆出於胞宮，下出會陰。「衝脈」上行到脊柱內，臟腑之血皆歸衝脈，又稱為血海；「任脈」沿腹內中線，向上走至目眶下，主胞胎，主管體內精、血、津、液；「督脈」向後背脊中線上走至頭頂再到鼻柱，維繫一身的元氣，主持體內陰陽脈氣的平衡。

　　另外帶脈起於季肋下繞身一週，好像束了腰帶一樣，約束諸經，使經脈氣血循行得以正常運行。如果任督衝帶

四脈出狀況都會造成不孕。其關鍵多因腎氣虛或衰或塞，致使衝任脈不固，不能攝精，或腎精不充或痰濕瘀血阻滯胞脈，牽連脾肝腎三臟失調而不孕。

前賢認為女子性行為過早，陰氣早洩，陰陽氣未臻完善而受傷，反而不孕，也有 15 至 18 歲求診不孕。喜歡吃重口味、喝酒、飲冰品而胖的人，也難受孕。現代時下女孩喜歡露臍、吹冷氣、吹風、喝涼飲，使風寒入子宮，增加受孕難度。

壓力大、性趣缺缺和工作過度勞累使現代不孕雪上加霜。有對多年不孕且檢查正常的夫妻，前來看診。我按慣例詳細問診，了解這對夫妻兩人的情況後，建議這對夫婦於近排卵日，安排兩人的休閒假期，到山明水秀的地方找個舒適的環境，放鬆心情專心「做人」，不過在前一週夫妻兩人必須要禁房事且當天行房至少要 30 分鐘，待女方達到高潮時才射精。如此易受孕，且多男嬰。此對夫妻採用了我的建議後，馬上奏效，生了個兒子。

在清朝婦科名醫沈堯封告誡：「子不可以強求，求子之心愈切而得之愈難。」隨緣啦！可能你沒欠子債，讓你好好享受人生，說不定「無心插柳柳成蔭」。

以下穴道有助於各類不孕症。

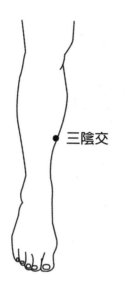

三陰交

三陰交穴：在小腿內側，內踝骨頭上 3 寸，約四橫指的距離。是脾肝腎三脈的交會處，凡是內分泌和月經失調、血瘀、白帶太多，痰濕重造的不孕必按。血瘀加按血海穴，脾胃差加按足三里穴，情緒鬱悶可加按內關穴或神門穴。

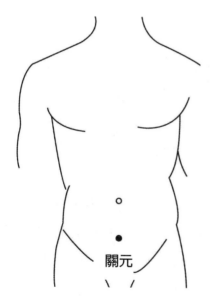

關元

關元穴：位於臍下 3 寸約四橫指的距離。是脾肝腎和任脈四經交會處，強腎強精必按，用掌拍 108 下，早上 3 至 5 點和晚上洗澡後拍打的效果最好，拍打時節奏不要忽快忽慢，拍數也不要太多或太少，一次就拍穴 108 下。此振動頻率可使氣與腎經系統共振，老祖宗的經驗效果驚人。尤其是精蟲少活動力差的人絕對要按，還要少食芹菜和荷蘭豆。血寒、子宮冷者用灸並配合中極穴，氣虛者可加按氣海穴。

簡易按穴療法之三十二

五十肩、肩膀痛

　　肩周圍的肌腱、韌帶等組織，慢性的漸感到沉重疼痛，日久加重，感到連肩頸都僵硬，像刀割一樣的痛，有的還會放射到手上臂和背，晚上加重，半夜常痛醒。最後手臂上舉，向後伸，向外展開的動作變得很困難。嚴重到女生無法扣背扣和拉背部拉鍊，不能梳頭，穿衣，如廁完要擦屁股都很難，生活很不方便。

　　這是肩周圍的組織老化了，黏連了，患者多為 50 至 60 歲，所以稱五十肩，女性多於男性。多因氣血不足或不暢，經絡關節受到風、寒、濕邪的侵襲，久未袪除積累成病。早期發作時，多作上舉、伸展、旋轉的動作，量力而為，不要操之過急。

　　耐心作肩膀運動的鍛鍊，加上自行推筋訓練，首先將肩肘輕輕搖，慢慢轉。再從肩頭往手臂外側揉捏到肘部，力道由輕到重，來回數次。並在患處熱敷．再按下列穴位。不要怕痛而不敢使用患肢，久不用會造成肌肉萎縮。

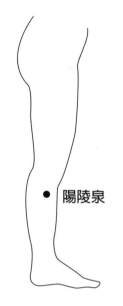

陽陵泉穴：位於小腿外側，膝蓋下１寸二橫指的距離，尖骨前的凹陷處。《難經》說「筋會陽陵泉」，所以此穴統治一切筋病。一面按此穴，一面動動肩膀，聳聳肩，肩膀就會鬆多了。

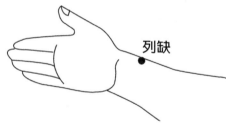

列缺穴：位於手腕內側橫紋外，將拇指，食指分開，兩手交叉，食指盡頭處，離腕關節１寸５分。肩痛到頸部、頭部時，從列缺穴往肩的方向推按。

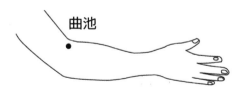

曲池穴：手肘彎向胸前，掌心對著胸部，肘部外側橫紋盡頭，靠近骨邊按穴。稍用點力量，揉按到有酸、麻、脹痛的感覺，要先按列缺穴，再按曲池穴，然後按肩頸的交接處，再聳聳肩，一連串動作。只要是肩頸的問題都可以得到緩解。

簡易按穴療法之三十三

手肘痛

　　手肘痛在內側肌肉，叫投手肘；痛在外側肌肉，叫網球肘。有位媽媽肘痛在外側，我說妳得的是網球肘，她馬上回答說：「醫生妳錯了，我從來沒打過網球。」肘關節的疼痛，多因長期從事單一動作的勞動，運動時逞強作超過肌力的動作，例如乒乓球、網球的反拍動作、小孩玩耍跌倒，致使肘關節內外軟組織損傷。

　　肘關節的痛大都是長期慢性的勞損，輕的不能擰毛巾，無法拿筷子吃飯，拿重物會有突然無力、手軟，甚至拿在手中的東西掉落。6歲以下小孩跌倒，或喊手肘痛時，不要用力一把拉小孩的手臂讓他站立，這個動作容易讓肘關節脫位。

　　肘痛，除了要減少會傷到肘部的動作外，要讓傷處休息。也可作復健的鍛鍊，握拳、伸肘、曲肘、旋轉、再用力把手伸直作出拳動作。痛處可塗食用的白醋，用吹風機熱風吹一吹，可暫時緩解疼痛，適合用於所有的筋骨酸痛，這些小動作，可有大妙用。

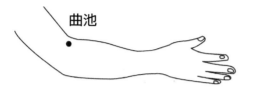

曲池穴：手肘彎向胸前，掌心向胸部，肘部外側橫紋盡頭，靠近骨邊按。肘關節的痛，按著曲池穴，將肘做伸直、彎曲、旋轉的動作，然後揉按曲池穴附近，再用手掌根搓熱穴位四周，搓到有感覺熱氣入內。這樣有舒筋、活血、通絡、去痺、解筋痙的作用。

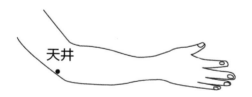

天井穴：手肘彎曲，在肘後面，肘尖直上 I 寸二橫指，凹陷如井處，可治療尺神經痛肘痛麻。捏著穴位，作一伸一屈的動作，肘後兩筋中間會非常酸痛。手按對側肩頭，穴位較容易找，作揉按，揉按重覆動作。做 IO 次左右，最後加熱敷，效果更好。

簡易按穴療法之三十四

手腕痛

　　日常生活中腕節的活動非常頻繁，舉凡用力拿東西、提重物、抱小孩、做家事、長期使用手腕工作的裝潢、油漆、縫衣等等。腕的結構非常靈巧而複雜，受傷的機率很高，大都屬於慢性勞損。

　　腕內側的痛，俗稱媽媽手。跌倒時手掌著地，所致的扭挫傷，容易腫痛，擔任煞車的韌帶最易受損。手腕的挫傷容易被忽略，輕微的挫傷，冷熱交替敷，敷的時間頭一天冷多熱少，第 2 天以後熱多冷少，休息 1 至 2 周就可痊癒。如果手腕稍活動就痛，屬急性，不要立刻作理筋的動作。

　　腕關節初期腫脹，按壓，痛不明顯，可以輕輕的按摩由姆指開始。第一掌骨左右搖動 3 至 5 次，接著按二至五指，筋就鬆了，再做屈腕數次，調理經筋，用手掌摩擦手腕到有熱氣入內。帶上護腕，減少腕旋轉活動，保暖避免風、寒、濕氣入侵。

　　筋傷久了，瘀血凝結，筋肉僵硬，手腕不易轉動，可

以用濃茶 100c.c. 加米醋 50c.c.，喝熱的，一次喝完，腸胃
不好的人，可選熟茶飯後喝。

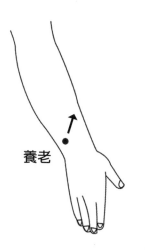

養老穴：位於手腕背面，外側
尺骨突起的尖端下凹陷處。按
著養老穴傾 45 度角往內側方向
按去，重覆按，按健康的手腕，
受傷的手腕輕輕搖動，筋會鬆
開，就不那麼痛了。

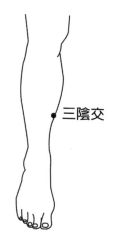

三陰交穴：在小腿內側，內踝
骨頭上 3 寸，四個橫指的距離。
按對側三陰交，如果左手腕痛，
就按右三陰交穴，從三陰交穴
往上推按，稍加力道，一邊按，
一邊轉動受傷的手腕，再做按
摩手指的理筋動作，會好得很
快。

簡易按穴療法之三十五

手麻

　　長期重覆手部活動的木工、水泥工、患有風濕病類風濕病、產後、更年期內分泌功能紊亂的人，最易手麻，中年人居多，女性多於男性，單側發作。症狀輕微，夜間或連續用手勞動時較易手麻，或感覺手指怪怪的不順暢。

　　頸椎椎間盤老化、硬化、突出、骨質增生、骨刺，壓迫到脊髓會造成手指端麻，甚至前臂或整肢手某條線路都麻。突然一側的手麻痺，不能活動，次數越來越頻繁，要注意腦溢血或腦梗塞的問題。手拇指、食指、中指三指全麻，是中風的危險群。

　　麻，是知覺神經的障礙。中醫認為受寒濕外邪侵入頸部的督脈與膀胱經脈，造成血行不暢，氣行受阻，血不滋養筋脈，終致手麻，病情頑固，病程久。熱敷是好方法，刮痧也可以。刮痧時，刮痧板和皮膚呈 30 度左右，先抹油脂的膏，有香味更好，芳香能竄氣，從頸部開始，往肩的方向刮，力道要均勻，不必太用力。

　　手正麻時，用左手大拇指掐中指尖，麻會漸停，但只

治標。治本要按掌背面，每兩指間縫，往手腕方向推揉按，每一指尖掐一掐，再將每一指往外拔一拔，再按下列穴位，會有意想不到的效果。

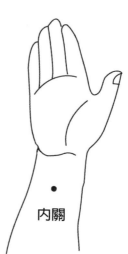

內關穴：手掌心向上，腕橫紋正中後 2 寸約三橫指的距離。剛好在正中神經上，治腕管隧道綜合症最好，治手指麻、手痠痛的良穴。

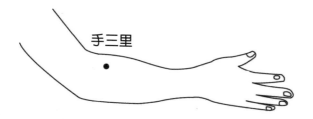

手三里穴：手肘彎屈，肘尖端往手腕方向 3 寸四橫指距離，肌肉鼓起來的地方，按到穴位有痠脹的感覺。治療肩頸引起上肢麻到手指的症狀，按壓手三里後，一直按摩到手腕處。用艾條灸手三里穴，可通經活絡，減低神經痛。

簡易按穴療法之三十六

掌指關節痛、板機指

　　長期使用手指工作的，像作家、打字員、鋼琴家、手工藝工作者，突然手指僵硬或是工作時突然手指痙攣，前輩稱這種現象為「書痙」。

　　手指反覆作同一動作，易引起腱鞘炎，造成板機指，彈響指，五指都會發生，以大拇指，中指最常見。喜歡一邊工作，一邊喝冰品，或吹冷氣受涼，易引起氣血凝滯。開始感到早晨或工作勞累時，手指會僵硬、痠痛。冰凍三尺，非一日之寒，日積月累就會形成板機指，或掌指關節疼痛。

　　掌指關節痛的人，在掌骨頭上找一找，會找到像豆子一樣的結節，手指作屈伸動作時，這個結節會隨著動，按壓時疼痛明顯，最好的治療是在這個結節上灸艾粒或艾條，隔著一片薄薑灸效果更好。

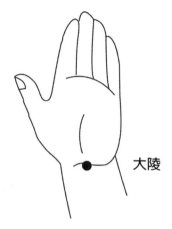

大陵穴：仰掌，手腕橫紋中間凹陷
處。大陵穴上下附近按揉後，看那
一手指痛，就從大陵穴一直推按到
痛的手指，再把患指捏著往外拉一
拉，筋就會鬆了，手再甩一甩。按
壓內關穴也可治療。

大陵

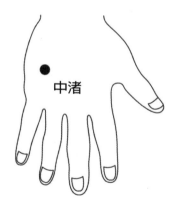

中渚穴：位於手背面，在無名指和
小指掌骨小頭後的凹陷中。治療手
指不能屈伸，或手指活動不靈光，
也可治手麻。按完穴，作握拳，鬆
開伸掌動作，重覆作。

中渚

簡易按穴療法之三十七

背痛、膏肓痛

個性急，做事用蠻力，用力過度的使用肩膀背部的肌肉，或背物過重，超出肩部負荷的重量；或長期姿勢不正確，或老人筋骨退化背脊側彎、後彎，還有類風濕關節炎的人、心肺功能不好的人，都容易引起背痛，膏肓痛。

風寒濕氣入侵頸背的太陽經絡，入睡後，背部就酸痛，入夜後更痛，活動活動後症狀就減輕。游走性的疼痛，在陰天雨天特別難受，甚至影響頸部和上肢的活動。

有個雙腳殘廢的兒子問爸爸：可不可以陪他跑馬拉松？可不可以陪他參加鐵人競賽？必須游泳四公里，騎腳踏車180公里，跑步42公里。這位父親真的做到了，爸爸背著兒子完成上述所有的項目，看完真人真事的影片，熱淚直下，真擔心如此任重道遠，爸爸的背肌一定受傷了。

輕微的背痛，雙手拿毛巾，做上下舉的動作，運動肩關節，拍打肩部。或用背部去撞牆壁，或用手指按摩胸前的鎖骨，往兩旁按去。或按頭、頸至肩的肌肉，縮下巴，伸後頸。上頭鬆，背部就會鬆，前面胸鬆，後面背就鬆。

　　自製貼膏：生薑磨成泥，加豆腐、麵粉、酒攪拌，放布上，乾了再換新的。貼患處 10~15 分鐘。

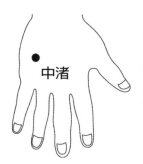

中渚穴：手俯掌握拳，在無名指和小指掌骨小頭後的凹陷中。一勞累背就痛。按中渚穴，上背痛到胸挺不起來，加按人中穴。胸悶、膏肓痛，加按內關穴。

後谿穴：位於手小指外側，仰掌握拳，拳尖起或骨橫紋尖端的骨邊凹陷處。後谿穴可以疏道背部督脈的氣，背痛，膏肓痛按同側的後谿穴。或用兩手握拳，對敲小指側，按著穴，再聳聳肩，或作上下旋轉的肩部運動。

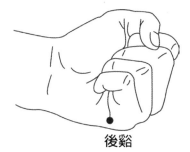

肩井穴：位於脊椎和肩頭的中央，肩部肌肉高起的凹陷處。或用（左）手食、中、無三指併攏，食指貼（右）對側頸部，中指按下有個凹，壓下去特別酸就對了。是古時候武術家的點穴要穴，點下去會使人半身麻痺，很厲害的。輕按，可以疏通背部、頸部、頭部的經絡，也是預防中風的良穴。

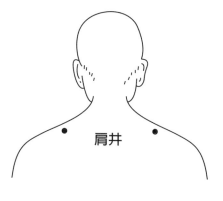

簡易按穴療法之三十八
閃腰、腰痛

　　腰痛的原因實在太多了，閃到腰、運動過度、腎膀胱結石、腰椎間盤突出、沾黏、骨刺、糖尿病、女性盆腔炎、老年退化性關節炎、坐骨神經炎……等等。

　　腰為腎之府，要居身體的中間，承受著身體大部的重力，是轉動人體的重要支架。勞累過度，長期腰肌勞損，讓風寒濕氣容易入侵。久病的人，肝腎氣漸不足，氣血也虛，腰痛如流水不會停，只要休息就好一點，一勞累就痛。

　　閃到腰是瞬間提重物，姿勢不良，過度伸懶腰也會中獎。坐骨神經痛引起的腰痛會痛到大腿後側，小腿後外側，足背外側，足底痛。那種痛像針在刺，像火在燒，腳變僵硬，痛久，腿沒力，肌肉會萎縮。

　　腰痛的人最好睡硬床，要保暖，運動前要熱身，提起重物要蹲下身，用身體的力去提，不要彎腰提重物，尤其是中老年人。不要常常坐地上，久坐地上易受濕氣。急性的腰痛當天不能在痛處按摩。慢性疼痛用毛巾浸熱水或蒸熱，擰乾後敷腰部，作按摩或用吹風機吹熱風。強腰保健可按摩足心或丹田。

後谿穴：位於手小指外側，仰掌握拳，拳尖起骨橫紋尖端的骨邊凹陷處。後谿穴通調督脈的氣，有活血化瘀的效果，急性腰扭傷，閃到腰，強力按後谿穴，慢慢扭動腰，加按人中穴更好，前次介紹的中渚穴也可治。

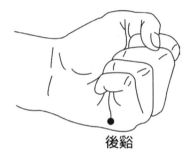

後谿

腎俞穴：從肚臍心正對到背部脊椎是命門穴，命門穴兩旁 1.5 寸約二指距離，是腎氣轉運之處。手握空拳，拇指食指貼著腎俞穴，雙腳踏步，直至腎俞穴有熱氣入內，強腎作用極佳，對氣血虛，腎虛，老年退化引起的腰痛，坐骨神經痛皆有療效。酸麻痛到腳，加按陽陵泉、足三里穴。酸麻到足踝足背，加按太衝穴。都可達到舒筋活血止痛的效果。老年人的腰痛還可按養老穴，減少腿沒力，肌肉萎縮的症狀。

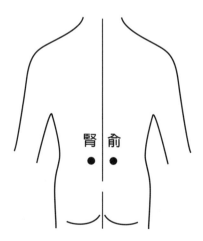

腎　俞

簡易按穴療法之三十九

尾椎痛

尾骨是由4至5塊尾椎構成，尾椎上連腰背，下接尾骨，與腰的關係密切，腰痛多痛及尾骨，尾椎的痛也會牽掣到腰痛。外傷是最常見到的尾椎骨痛的主因。病人常不知什麼時候尾椎受到傷，有時候只是跌落在硬地板，或是跌坐椅子上，或是騎腳踏車輕輕跌倒，臀部著地，就傷到尾椎骨，或脫位或骨折。當時可能還不覺很痛，過1、2天，坐椅子時很痛，由坐要站起來也很痛，這時才感到尾椎骨受傷了。

尾椎骨受傷，多為其軟組織挫傷，或是尾骨骨膜損傷。急性受傷，脫位，肛門腫脹，走路兩腿沒辦法併攏，走路像螃蟹，大便時痛，甚至引起便秘。尾椎骨有過受傷的中年胖婦女，容易氣滯血瘀，病程拖比較久，一般的輕微尾骨受傷1至3個月會自然好，小孩子更快。腎氣虛，先天不足的人，會因勞累或損傷而復發，病程久變慢性，輕微的，時不時的痛，甚至還會遺尿。

尾椎受傷後，坐姿採半側臀部坐椅，或用大腿坐，讓

尾椎懸空。或用游泳圈，或用輪胎墊椅上坐。平時多做提肛運動，鍛鍊臀部肌肉，可改善血液循環達到活血化瘀通絡止痛的效果。

後谿穴：位於手小指外側，仰掌握拳，拳尖起骨橫紋尖端的骨邊凹陷處。後谿可疏通督脈的氣。尾骨痛時，用力按後谿穴，輕輕轉動臀部也可以，手握拳，用後谿穴摩桌椅的角，另一手由肛門上紋路的末端往肛門方向揉推。

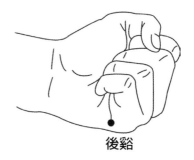

後谿

三陰交穴：在小腿內側，內踝上3寸約四橫指的距離，尾骨痛至肛門腫脹，步行不順時，由三陰交穴往膝蓋的方向推按，兩腳交換做，走路痛的情形就會改善。

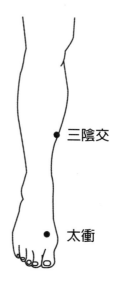

三陰交

太衝

簡易按穴療法之四十

髖骨痛、臀部痛

　　髖關節是全身最大的關節，周圍的肌肉很豐富，周邊的韌帶很堅實，活動幅度可以很大，活動也很頻繁。局部關節作超負荷的動作，長期勞累，是髖骨筋傷的主因，髖骨又名胯骨。

　　臀部肌肉，在提重物，或蹲下要起來時，突然在短時間內過度收縮也會閃到，造成痙攣，排便不順，走路都會痛，短暫性的走路一跛一跛。這種情形，多休息後可緩解，長期久坐，常會感到臀部不舒服或痛，老祖宗說久坐傷肉。

　　10 歲以下的小孩，玩遊戲，跑跑跳跳，跌倒時很容易腿外滑出去，造成髖骨的扭傷，男生多於女生，男生比較頑皮好動，輕微的休息 1 至 2 個禮拜會自己痊癒。老年人髖關節骨質增生，容易髖骨屁股痛，活動不靈光。很多女性髖關節活動時，會有咔咔的聲音，女性盆骨較大，大轉子容易氣血凝滯，筋肉痙攣或萎縮，或肌筋肥厚沾黏。許多人聽到咔咔的聲音感到不安害怕。其實很少人因為有這樣的聲音會引起不舒服的症狀，最好多吃含膠質食物。

　　梨狀肌位於臀部深處，直接受撞或坐在尖尖的東西上，或壓迫到坐骨神經，或和坐骨神經沾黏，所引起臀部或下肢出現刺痛或麻木感，稱為梨狀肌症候群。這種情形，只要在局部熱敷和鬆筋，按摩力道由輕漸重，按摩的面積由小範圍再到大範圍。

　　髖骨痛，屁股臀部痛，坐在椅子上時，會痛的那一側腳下放一個瓶子，用腳來回滾動瓶子，活動下肢可減緩上部關節的痛。

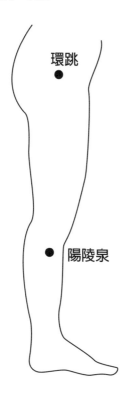

環跳穴：位於臀部腿外側，腰下有凹陷處，或是側臥腳往臀部上抬，足跟碰到的地方，針了就可以跑跳了，所以叫環跳。治療所有髖骨的毛病，也可以治療中風後遺症、坐骨神經痛。

陽陵泉穴：位於小腿外側，膝蓋下 1 寸，尖骨前的凹陷處。是膽經的脈氣由此進入臟腑合於內部。有一陣子很流行敲打膽經養生，沒空的話只敲陽陵泉的效果也很好。從髖骨一直到腳踝的筋痛都治得到，因為筋會陽陵泉。其實全身的筋都可治，只是臨床上，養生用在下半身的保健。敲陽陵泉的刺激比較大，敲完做髖骨上下彎曲的動作。

簡易按穴療法之四十一

大腿痛

　　大腿的痛，大都源於坐骨神經痛所延伸的大腿後側痛，或是腰部長骨刺引起的大腿外側痛。超重的背物在蹲下要起來時、大力踢足球、蛙式游泳、打羽毛球、網球、乒乓球跨步去救球，都容易引起大腿內側痛。

　　婦科陰部痛，會引起大腿內側痛麻。腎氣虛又受寒濕氣，遇到天冷、雨天，麻痛的感覺加重，日久大腿肌肉漸漸削瘦、萎縮。老人股骨頭的頸部受骨質疏鬆影響，很容易骨折，有時只是走路碰撞，或稍為跌倒就骨折了。兒童的骨折以股骨幹中段居多。老年、運動員或長期勞力工作的股骨頭日漸磨損，甚至壞死，針灸的效果很好，可避免換人工關節開刀之苦。

　　大腿內側的痛，可按三陰交穴，往上推按。大腿外側後側的痛，按陽陵泉穴。大腿前側的痛按足三里穴。中醫說久立傷骨，久行傷筋，凡事不要過度。兒童的腿筋傷，會隆起一塊肌肉，令小孩子站立，大人用雙手拇指撥筋，在隆起肌肉處，左右輕撥，由上而下，當時痛就會減輕，

小孩子復原能力很強，多休息，很快就會好。

　　所有的筋傷疼痛都可以用冷敷熱敷交替，急性冷敷時間較長，第 2 天熱敷時間長一點，經由熱漲冷縮，促進局部循環，達到活血去瘀舒筋止痛的效果。

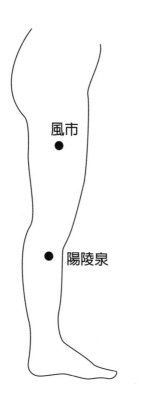

風市

陽陵泉

風市穴：位於大腿外側正中，手自然下垂摸著腿，中指摸到的地方有個凹陷處。治療坐骨神經痛，中風後遺症腰膝無力，腿腳酸軟，小兒麻痺，尤其是風濕引起的病症，看穴名就知道，和風邪有關的病症都可治。

陽陵泉穴：位於小腿外側，膝蓋下１寸，尖骨前的凹陷處。統治一切筋病、運動神經發生障礙、活動屈伸不順暢。陽陵泉穴可以祛除風寒濕氣，疏經通絡，按完穴，腿作前後搖動輕踢腿的動作。

簡易按穴療法之四十二

膝蓋痛

膝關節有堅固的韌帶在維持關節的穩定性，雖然如此，膝蓋的問題很多也很常見，經常爬山、上下樓梯、久蹲、久走的人，膝蓋伸直會痛，表示膝蓋受傷了。有時還會痛到膝後的膕窩，沿著小腿一直痛到足跟。運動量較大，常見膝蓋扭傷。拉傷常發生在膝內側，伸屈的功能受限時，只能用腳尖走路，走路走著走著突然膝感到一陣劇痛，好像被鎖住了，不能動彈，稍微動一下，解鎖了又可以走，有這些現象時表示膝已受傷，要治療了。

退化性的膝關節炎，下樓比較痛，膝關節腫脹變形，蹲起都困難，早上起來會僵硬。常見於 50 歲以上的女性，在活動時，膝蓋會有咔嚓的聲音。不用緊張，不會有什麼病變，多吃些含膠質和補腎的食物。

假性的痛風，膝關節紅腫熱痛，不能步行。有一種叫「鶴膝風」，腎氣不足的小孩和腎氣衰的老人較常見，膝蓋大，上下的肌肉日漸枯細，這種症狀要先養氣血，強腎，腎是作強之官，再治膝病才會有療效。

有位病人 120 公斤要來治膝痛，我跟他說不減肥，膝蓋難好。古時的人，盤坐手放在膝蓋上，原來是一種養生，保護膝蓋，沒事擦一擦，搓一搓，有熱感入膝蓋，可預防風寒濕氣附著。膝痛，可躺在床上，做騎自行車的動作鬆筋，再把會痛的膝蓋，用手抱住往胸前扳，重覆數次，最後將膝蓋的前後上下左右拍打兩分鐘。陽陵泉穴是膝痛必用之穴。膝前痛按足三里穴，膝外側痛，加強陽陵泉穴。

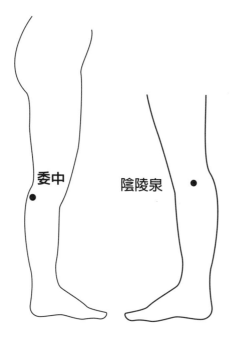

委中穴：位於膝後膕窩橫紋的正中央筋間的凹陷處。治膝蓋後側的痛。急性腰扭傷，委中放血，立刻緩解。又治腰背腿的痛症、坐骨神經痛、下肢癱瘓。

陰陵泉穴：在小腿內側，靠近膝彎內側橫紋頭下，脛骨內下凹陷處，治療膝內側痛。此穴屬性為水，和腎水有關，可治膝內液的積水引發腫脹。膝內側的痛，還可以按三陰交穴，往膝的方向推去。按完穴，動一動膝關節。

簡易按穴療法之四十三

小腿痛、抽筋

　　小腿酸痛無力，老祖宗認為是「髓海不足」所引起。風吹過，小腿就有涼涼的感覺，大都以虛症為多。腎主骨，骨生髓，如果精髓不足，就無法滋養筋骨。房事過度、年老精血衰，或病久氣血衰，最容易造成髓海不足現象。

　　小腿後側有腓腸肌，強韌有力，有支持人體站立的重要作用。運動員過度彈腿、奔跑、從高處跳下、背重物走路、搬運工都很容易引起小腿肌肉的損傷。有些人運動後，大汗淋漓，立刻喝冰水，寒會收引，很容易抽筋。有一病例：學生打籃球完，馬上大口灌飲冰飲料，立刻小腿抽筋僵硬無法行走，久不能恢復而住院。

　　浸海水太久、久走或喜食冷飲冰品、寒性食物，容易夜間引發小腿抽筋。氣血少的人受到寒氣容易發作，變成習慣性抽筋。發高燒、腦膜炎、尿床的兒童容易抽筋。脾主肌肉，肝主筋。脾為土較衰弱，肝為木就強，木剋土，也會抽筋，這類型的症狀服用小建中湯效果很好。

　　俗話說男抖窮，常抖腳的人，腎精常不足又煩躁。志

氣歸腎氣所管，腎精本應收藏而沉靜，煩躁是腎病了，精力不足，志氣難伸，情緒不穩，就容易窮。抖腳在公共場所不雅不禮貌之外，影響鄰座椅子搖動，讓別人很不舒服。

　　小腿抽筋，輕微症狀，抓住小腿肚，或熱敷。症狀嚴重的，揉按委中穴後，四個手指按壓小腿肚，腳趾用力往上翹，就可緩解。夜間發作，下床用力踩地或將手上舉。幼兒的抽筋，捏食指頭第二關節橫紋前，拳尖前，向指頭的方向揉按。

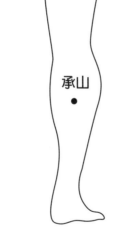

承山穴：位於小腿肚，用腳尖站立時，小腿肚會出現人字紋，那個「人」的頂端，像峰的尖端。抽筋時，輕按承山、委中穴就可疏緩，屬虛症的小腿酸軟，從委中按到承山，一直往腳跟按，可以疏經通絡。

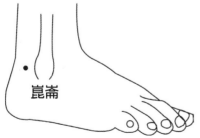

崑崙穴：在腳外踝後，跟骨上的凹陷窩處。配合委中穴，可治腎虛腰痛，小腿酸痛。小腿酸痛由崑崙穴一直按到足小趾外側，也治療小腿無力。抽筋過後，捏崑崙穴收功保健。此穴刺激強，孕婦不可按，恐有滑胎之虞。

簡易按穴療法之四十四

腳踝痛

　　腳踝痛，以扭傷最常見，其他原因如：走在不平的道路、下台階踩空、腳踝猛烈翻轉。因為外踝比內踝長，內側副韌帶比外側韌帶堅固，所以扭傷多見於外踝。久走造成踝關節腫脹、發熱，是因為跟腱過度勞動，以致腳踝彎向上或向下都會痛，日久容易變成慢性傷害。痛風也好發在腳踝關節處，會紅腫熱痛。

　　急性腳踝扭傷，8 小時內冰敷，超過 8 小時，冷熱交替敷，讓血管熱脹冷縮。一伸一縮，就可以加強血管彈力，疏解腫脹瘀血，幫助鬆筋。

　　腳扭傷不認真處理，會變慢性，很容易再扭傷。腳踝腫脹久不消，可以試著用粗鹽炒熱，勿超過 40℃，裝入布袋，熱敷患處 20 分鐘，每日 2 至 3 次，鹽吸熱消腫消炎很快。剛受傷，要讓腳踝多休息，尤其要減少上下跳躍的動作。

　　按穴時，先從小腿的陽陵泉穴按起，按了陽陵泉，筋就會鬆，引氣而下，再往下揉按。小孩的扭傷，要按對側

大拇指，掌指關節交接處，如果腳踝外側痛，按大拇指拳尖的外側，往手腕方向揉按；如果腳踝內側痛，由拳尖內側按去；如果腳踝中間痛，由拳尖中正按，也就是往手腕按去。

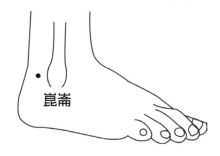

崑崙穴：在腳外踝後，跟骨上的凹陷中有個窩處，外踝的扭傷，一定先按陽陵泉，一路揉按到崑崙穴。再輕輕轉踝關節，不要太用力。

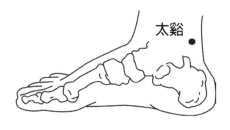

太谿穴：在內踝後跟骨上的凹陷中，與腳踝外側崑崙穴相對。用力壓時，足心會有酸麻感，內踝的扭傷，按太谿穴；外踝的扭傷，加按太谿穴有補強的效果，因為太谿穴有強腎的功效。

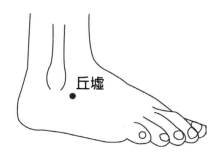

丘墟穴：在足外踝前下橫紋的凹陷中，從第四足趾往上對去。此穴有疏肝氣，舒筋活絡活血作用強，對踝關節的扭傷或疼痛有特效。

簡易按穴療法之四十五

足跟痛

　　足跟是人體負重的主要部分，有人體最厚的脂肪皮膚。足跟痛最常見於久站，長期跑跳的運動和扁平足。足底筋膜若長期處在緊張的狀態，日積月累容易鈣化，痛感沿著跟骨內側一直到足底。

　　足跟痛，少部分見於年輕人，不明原因就紅腫脹痛，摸起來還熱熱的，久了容易骨質增生長骨刺。大多數患者年齡在 40 至 60 歲的年長者，因為機體素質走下坡，長期慢性的勞動損害、久站、久走、負重，造成慢性退化的現象。這種痛，早晨起床或久沒走動，一走動就很痛，活動活動一下，反而痛苦減輕。

　　腎主骨髓，其精充實在骨，年老體衰，和久臥床的人，因肝腎氣不足，骨質漸疏鬆，筋軟骨軟，腳不能負重，漸漸鈣化，整個腳都酸痛。這樣的人，最好躺在床上鍛鍊膝小腿的屈伸動作，增強下肢肌肉力量，走路時足跟痛可減輕。

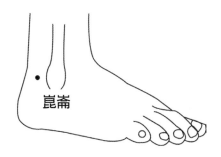

崑崙

崑崙穴：在腳外跟後，跟骨上的凹陷有個窩處。足跟痛到舉步困難，痛到哀哀叫，強按崑崙穴，可同時捏內側的太谿穴。慢性足跟痛，從小腿肚的承山穴，一直往下按到崑崙穴。可在足跟痛的部位用艾粒或艾條薰，或用手摩擦搓熱，或熱敷。

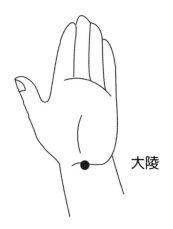

大陵

大陵穴：仰掌，手腕橫紋中間凹陷處。也是心包經的穴位，治療足跟痛，是遠端療法。也是強心，使心腎氣相交，氣行血行，能強筋健骨活血。大陵穴往手掌心方向按去，約1寸的距離，一邊按，一邊活動腳跟，也可一邊按大陵穴，一邊走路踩會痛的腳跟，足跟的筋絡越走會越鬆就越不痛。

簡易按穴療法之四十六

腳麻

　　麻，是知覺神經的障礙。長時間坐椅、久蹲、盤腿以及長時間騎自行車，會阻礙神經、經絡的傳導而腳麻，不能馬上站起來行走。短暫的麻一會兒就消失了。末梢神經引起的麻，問題比較大。腳氣病、糖尿病、喝酒過度、嚴重貧血、腦溢血、腦栓塞、腦腫瘤、腦炎、腦外傷等，所引起的麻，時間比較久，甚至是一整天，嚴重的演變成麻痺，知覺消失，不知道痛癢。

　　小腿足三里穴附近突發性麻，加上手大拇指、食指、中指麻，頻率越來越多時，是中風前兆。腳麻，遇到天陰冷加重，是有風寒氣入經絡。腳麻伴有脹和刺痛，是氣滯血滯。麻加上失眠、煩躁、易怒和頭暈，和肝經失常有關。腳麻又頭重、肩膀、背、腰都重重的感覺，是痰氣濕氣重，和脾經及飲食重口味，愛喝冰品有關。

　　不論哪裡麻，用左大拇指掐左中指肚，手舉起10秒，或用力甩對側手掌，麻得厲害掐大力一點，麻會暫時緩解，但治標不治本。洗好澡，用臉盆裝溫水加鹽、醋浸到腳踝，

10 至 20 分，可促進末梢的循環。平時按壓每個腳趾縫中間往足背按去，按完，捏一捏腳趾頭，再往外拔一拔，可疏經活絡，效果更好。

足三里穴：位於小腿外側，膝下四橫指，脛骨外緣的地方。小腿中正線的麻，從足三里一直往足跟處按，按完搓一搓，把肌肉搓熱。

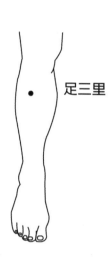

足三里

陽陵泉

陽陵泉穴：在小腿外側下１寸，尖骨前之凹陷處。腳外側、後側的麻，從陽陵泉穴一直往足跟處按，按完一樣把小腿搓熱。上述按足三里穴，陽陵泉穴完後，再從足外踝的崑崙穴往足小趾外側一路揉按，搓熱。

簡易按穴療法之四十七

長高

　　「是龍的就上天，是蛇的就落地」。有位 22 歲的小姐報考空姐，身高要 160 公分，她只有 159.5 公分，要求再長高 0.5 公分就好，一直拜託，我說：「妳給我一佰萬，即使長 0.1 公分我也辦不到。過了生長期，真的是一點辦法也沒有。」

　　按西醫的說法，骨垢板癒合就不會長高了。中醫認為腎主骨，骨的生長和功能取決於腎之精氣的盛衰。腎精似腦下垂體的生長激素，刺激骨骼發育與甲狀腺、腎上腺皮質素都有關。臨床上有位男士當兵回來到 30 歲了還長了 5 公分，另一位 21 歲的女孩調月經，補腎藥居多，竟然一年內長了 3 公分。還有產後長高的，不知道要怎樣解釋此種狀況，人對自己的生理功能，還不能完全掌握。

　　到底什麼時候才要重視長高的問題，說法不少。一般來說女生初經來後每年長高的機會遞減，到第 3 年幾乎很少再長了。男生就比較吃香，腎氣夠強的話，從國小，國中可以一直長到高中。其實只要在成長時期，青春期以前

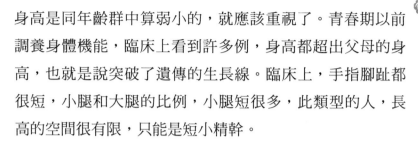

身高是同年齡群中算弱小的，就應該重視了。青春期以前調養身體機能，臨床上看到許多例，身高都超出父母的身高，也就是說突破了遺傳的生長線。臨床上，手指腳趾都很短，小腿和大腿的比例，小腿短很多，此類型的人，長高的空間很有限，只能是短小精幹。

　　想長高，最好少吃冰品，因會遏抑生長的氣機，阻礙經絡的調暢。要早點睡，夜間是長高的最好時機。老人家說「一眠大一寸」。下列的頂天立地穴，頂天的百會穴和立地的湧泉穴要同時按，每天配合跳繩 200 下或投籃 200 下，飲食營養一點就大有可為了。

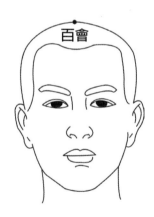

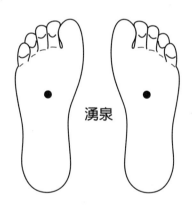

百會穴：兩個耳朵劃一條線，鼻子由前往後劃一條線交叉的頭頂心就是了。要用拳尖敲穴，刺激量才夠。

湧泉穴：在腳底中央，用腳趾向內彎，腳掌中心有凹陷處，約第二、三足蹠骨之間。一手敲百會穴，同時一手揉按湧泉穴，然後換腳做。不但會長高，同時還可增加記憶力，開智慧。

簡易按穴療法之四十八

三叉神經痛

　　臉的一側，突然短暫的像觸電般的劇烈疼痛感，如刀割、電鑽在刺、被撕裂、像被火燒一樣的痛狀，簡直像在接受酷刑，可以從幾秒鐘到幾分鐘又突然停止。當在緊張或太勞累時會加重症狀，嚴重時嘴巴會歪一邊，臉漲紅、眼睛充血流淚、流口水。

　　最常見的情況是講話不敢大聲，連說話、打哈欠、刷牙都能引起三叉神經痛。有的發作幾天或幾個禮拜就自己好了，但是可能過幾個月或幾年又復發，像不定時炸彈，會使人變得憂鬱。

　　三叉神經痛多數發生在 40 歲以上，尤其是女性。第一支眼神經痛，眼眶、眉棱骨痛，臨床上比較少見。最常見到的是第二支上頜神經痛，下眼眶、上牙痛、齒槽痛，早期容易誤診為牙痛，拔掉牙齒後還是痛，就要考慮是否是三叉神經痛。第三支下頜神經痛，下牙痛易誤診為牙痛，如果連下巴都痛，就要注意是否為心臟血管問題。

　　引起三叉神經痛的病因，雖然有多種推測說法，其實

確實原因不明，多數認為感冒風寒是主因。值得注意的是肝火上衝、飲食重口味、久病和年老的人體虛虛火上炎、經脈虛，風邪容易趁虛而入。

此時要注意保暖，不要吃生冷冰品、辛辣刺激的食物。發生三叉神經痛，可用手掌或熱毛巾按摩痛側；用生薑、蔥、酒搗爛敷面可以止痛，再用熱毛巾擦去敷面的東西。

另外，介紹按壓穴道方法：

當第一支眼睛痛，從攢竹穴按摩眉頭直上按到前額；第二支上牙痛，從迎香、人中穴一直按到耳垂前；第三支下牙痛，從下關、頰車穴沿著下巴按到耳後、脖子一直到頸部。

不論那一支神經痛，一定要按下列二穴。

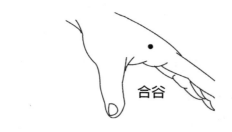

合谷穴：位於大拇指和食指之間，食指第一掌骨的中間點。專治面上的病，屬陽明經，含多氣多血的特質，可鼓動臉部氣血的調暢。

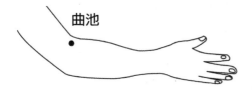

曲池穴：位於手肘外側，手肘彎曲，掌心向胸前，肘橫紋外側盡端。也是屬於陽明經，為強壯穴，可以強健機體的生理功能。

簡易按穴療法之四十九

顏面神經麻痺、歪嘴風

　　早晨起床洗臉照鏡子，猛然發現，嘴巴歪了一邊！這是顏面神經麻痺急性發作，幾小時之內可發展到高峰，表情肌癱了，一邊的額頭無皺紋、眼閉不全、鼻子和嘴唇的溝邊變平了、一邊嘴巴下垂、一笑嘴巴就被拉到另一邊、講話咬字有點不清、生氣時想噘嘴都噘不起來、流口水、吹口哨會漏氣、閉眼睛時露出白眼瞪人、不是流淚就是流不出淚來、一時之間臉走樣了。

　　顏面神經麻痺，中醫稱「口眼歪斜」又稱吊線風、歪嘴風、面癱。多發生在 20 至 40 歲，以男性居多。所有患此症的人都曾受到過冷風或外風的刺激。如果沒有外風入侵，就是內風干擾，叫肝風內動，即風邪在肝經系統作怪，伴有頭暈、耳鳴、或肢體麻木。抵抗病邪的正氣不足，易致風邪趁虛挾痰而入，阻礙經絡，致使臉部的筋鬆弛而不能自收引，所侵犯的經絡以陽明經為主。

　　顏面神經麻痺分為中樞性和周邊性或末梢性，臉以陽明經分布最廣，治療也以陽明經為主。當顏面神經麻痺發

作，10 天內是治療黃金時期，治愈率很高。一發作馬上做針灸治療，每天連續針 10 天，配合內服藥大多可以治好。如果變成慢性症，就要配合按摩和熱敷。

歪嘴風要發作前其實多少都有先兆，耳後、耳內、或臉有點輕度痛感。自己在耳垂或耳背，找一找有沒有紅點或血管怒張的浮起點，把紅點或怒張點揉一揉，然後放血，症狀馬上就減輕許多。

如果眼睛閉不全，可以加按眉頭的攢竹穴；嘴角歪，加按鼻翼邊的迎香穴，並從耳珠前的聽會穴、頰車穴往下巴方向按；陽明經的強壯穴，是合谷穴和曲池穴，一定要按，常揉耳垂。出門盡量戴口罩，避免受風寒。

介紹下列有關穴道，按對側穴位，歪左邊按右邊穴位，能改善口眼歪斜的情形。

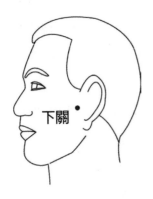

下關穴：用手指壓耳珠前，摸到顴骨弓的下方有個凹，張嘴時會有骨彈起的地方就是了，按穴時要閉口。此穴是顏面神經的主幹所經過，治療顏面神經麻痹，也治療三叉神經痛、耳朵痛。

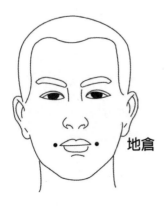

地倉穴：在嘴角外 4 分，上和直視的眼珠相對，旁邊和鼻唇溝紋的延長線交叉，是顏面神經的分支所經過，可治眼瞼閉合不全、口眼歪斜、流口水。嘴歪要從地倉穴按往耳朵的方向，一直按到下關穴。按完在穴位上，隔著薑片用艾條灸更好。有的人沒有面癱，但講話時就習慣性的嘴歪一邊，也可以用這個按穴法矯正。

簡易按穴療法之五十
肋間神經痛、脇肋痛

　　肋間神經痛多數發生在左胸的上部到腋下。沒有任何徵兆，只要一發作就非常的痛，連深呼吸、咳嗽、打噴嚏、大聲說話、用力打呵欠等，都會引起刺痛。疼痛可以從左側第五肋痛到第九肋，從背左側放射到肩、側胸、前胸、乳頭下方，呈帶狀痛，所以仰躺時便不容易起身。

　　外傷是明確的原因，但大多數的脇肋痛是不定期的發作，其原因不明，推測可能是肋膜炎、肝炎、帶狀皰疹後的神經痛、激烈運動時岔氣、工作太疲勞、脊髓病、神經衰弱和感冒所引起的。

　　除了骨折外傷所引起的脇肋痛之外，其他的脇肋痛正發作時，側躺，痛側朝上，可以用熱毛巾敷疼痛處，並用四指順著肋骨輕輕揉壓，由外向內揉壓，一邊揉一邊深呼吸且一邊伸直手臂向外側，做上下擺動 5 至 6 次。一般說來當吸氣時會比吐氣痛，所以做深呼吸時，一下子不要吸太久，慢慢增加。

　　脇肋兩側屬少陽經。治療脇肋痛最佳的穴位，就是手

少陽三焦經的支溝穴，做近端療法和足少陽膽經的陽陵泉穴，做遠端療法。

　　有瘀血阻礙經絡，加按三陰交穴，肝氣不舒內心很多悶氣的，可以加按太衝穴。

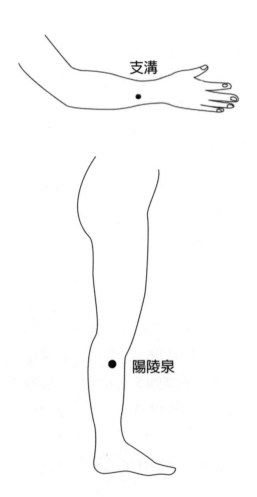

支溝穴：位於手腕關節背面，小指直上，向手肘方向約四橫指的距離，在兩骨之間。有活血散瘀和開竅的作用，統治一切脇肋痛，按對穴位時，酸脹麻的感覺會放射到手肘和手指。

陽陵泉穴：位於小腿外側，膝蓋下１寸，約二橫指的距離，尖骨前的凹陷處。有強筋骨、疏肝氣、理膽氣的功能。只要是肋間神經痛，或是外傷引起的脇肋痛，要先按陽陵泉穴，引氣下行，疏通筋絡後，再按支溝穴效果更好。

貳・認識實用穴位

認識實用穴位一

百會穴

取穴

位於頭頂的正中央稍後處。找穴位的方法是，把兩耳往頭頂連成線，從鼻樑往上連線到後腦，兩線交叉的點就是百會穴，屬督脈。

所有的陽經都上到頭部，督脈、足太陽膀胱經、足少陽膽經、足陽明胃經、手太陽小腸經、手少陽三焦經、手陽明大腸經等都在此交會，也是百神之會，所以稱為百會，統率諸陽經，又稱三陽、五會、維會、泥丸宮、天滿、巔上。是諸陽的首穴。所有的陰經都只走頭部深處，除了足厥陰肝經走到頭巔頂，因此道家及醫家稱之為「陽中藏陰」。

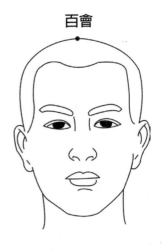

百會

百會穴功用

1‧手足三陽經及督脈在此交會，所以能治所有陽經的病。

2‧因穴位在頭部，所有頭的問題幾乎都治得到。

3‧本穴能治病，也能用來診斷疾病，當腦充血，或血壓升高時，用手指按壓此穴，會出現明顯的凹陷形狀。精神病患者按下去像海綿樣不紮實而且特別痛。

4‧是有名的中風穴，當中風昏迷，在百會穴放血，可使後遺症減到最低。

5‧低血壓、老人痴呆、小便頻尿色清、氣虛及脫肛等病症：灸百會 5 至 10 分鐘，可以提補諸陽氣上升。

6‧讀書讀累了、電腦打昏了、精神恍惚，敲敲百會穴，就會神清氣爽。

7‧要長高：強力按或敲打百會穴，刺激生命指揮中樞，要搭配揉按湧泉穴。

8‧治腦貧血特效：用灸法，配合手三里穴。

9‧治小便閉塞或澀少：因為上竅閉塞了，所以導致下竅不出，用灸法，提其陽氣，為開上竅的方法。

10.治神經衰弱：因有鎮定腦中樞神經之功，對神經痛所造成的神經衰弱症，用灸法。

11.治腦膜炎：急救時，配合十宣穴，十個手指頭放血。

12.治頭頸緊痛無法轉動：配合風池、天柱穴，再於委中穴放血更好。

13. 治後頭痛：灸百會後，再按風池、天柱穴或配合後谿穴。

14. 接天之氣：道家認為人體是小宇宙，受天之日、月、星的牽引由百會穴而入，與宇宙之氣頻率共振。

15. 調整脊柱：常把百會穴和會陰穴（前生殖器與肛門的中間）對齊，可以減少脊柱的側彎，同時減少或治療腰背酸痛和坐骨神經痛。

16. 治小兒遺尿：百會具有強壯、健腦、回陽作用，配合氣海、關元、腎俞穴，用灸法。

17. 治陽痿：百會穴可提陽氣上升，配合氣海、關元、腎俞等穴。

認識實用穴位二

聽會穴

取穴

　　聽會穴位於耳珠前下方，將嘴張大，按之有個空凹的地方，屬足少陽膽經，佈有耳神經和顏面神經分支。因主治一切耳疾，耳聾氣閉、重聽、耳鳴、耳流水流膿及耳癢所以穴名聽會。又名聽呵、後關、耳門、機關。

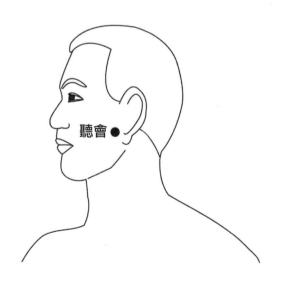

聽會●

聽會穴功用

1. 布有顏面神經分支，治顏面神經麻痺、三叉神經痛、下頷關節炎。

2. 坐火車過山洞或飛機遇亂流所引起耳鳴、耳脹：張口吞口水後，按聽會穴會很快緩解。

3. 有耳神經通過，治一切耳病：耳具有全息律特性，可治療全身疾病，有所謂耳針。耳可作為保健養生用。

4. 又「腎開竅於耳」，所以也可作為強腎作用。

5. 聽會穴可疏通經絡外，還可提神醒腦：讀書讀累了按此穴就神清氣爽。

6. 耳鳴重聽或耳聾剛發病時趕緊每天按，可抑制病情快速往壞方向發展。

7. 治中風：口歪一邊，半身不逐。配合風池穴和地倉穴。

8. 治牙齒痛：尤其是下牙痛。配合三間、合谷穴。

9. 治腮腺炎：有腮腺通過，配合合谷穴。

10. 治掉下巴：配合陽陵泉穴，按穴時，輕輕張口，一張一合，暫勿食硬物或張大口吃東西。

認識實用穴位三

風池穴

取穴

　　風池穴位於耳後頭枕骨下，髮際內有個凹陷處，屬足少陽膽經。本穴有足少陽膽經、手少陽三焦經、陽維脈、陽蹻脈等四條經脈在此交會。

　　風池是風之池，正是風邪最易入侵之門戶。意思是指風的凹陷處。風是外感疾病六淫（風寒暑濕燥火）之首，而風為百病之長，所以風池治療一切風病。尤其是治中風特效穴。實證用針，虛證用灸效果較好。

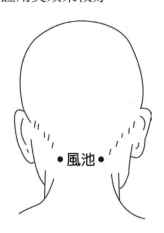

•風池•

風池穴功用

1 · 治療天氣外風所引起風寒感冒、頭痛和中風。

2 · 治療內風：尤其是肝風內動所引起的風病，例如神經疾病、
偏頭痛、暈眩耳鳴、頭搖、手足震搖等病。

3 · 有中風前兆時，例如大拇指食指麻、手腳不靈活、肌肉時有
跳動、手指足趾端麻、頭暈、舌頭僵硬等症狀，可灸風池穴。
男性先灸左側風池穴，再灸右側穴；女性則先灸右風池，再
灸左穴；依性別特性、平衡陰陽氣血，就可預防中風發生。

4 · 血虛頭痛會痛到眼角，或習慣性頭痛：按風池穴可行血疏經
通絡，鎮靜神經作用，而達到止痛效果，並可醒腦開竅。配
合合谷和內關穴。

5 · 治療頭痛所引起頸部僵硬酸痛，或頸部酸痛而引起頭痛：配
合天柱、後谿穴。

6 · 治療眼睛疾病：眼模糊、目乾澀、眼遇風流淚、眼屎多。按
此穴方法：要往對側眼睛按去，例如按左風池穴，要往右側
眼睛按去，按壓穴時，會有酸麻脹痛感覺。

7 · 治高血壓：配合百會、曲池、合谷、陽陵泉穴。尤適合頭痛
頭眩暈引起的血壓高。

8 · 治眼角膜炎、結膜炎：配合攢竹、太陽、合谷等穴。

9 · 治咳嗽：因風寒引起的咳嗽，尤其適合一吹到風就咳者，配
合合谷和中渚穴。

10. **治皮膚癢**：尤其是蕁蔴疹，吹到風就起風疹，配合曲池、血海穴。

11. **治中風後諸症**：中風後口眼歪斜、手足無力、頭重、頭搖、痙攣，配合曲池、合谷、陽陵泉、太衝等穴。

12. **治顏面神經麻痺**：本穴可祛風止痛，疏經活絡，配合合谷、足三里、陽陵泉、地倉、攢竹等穴。

13. **治眩暈**：不論肝陽上亢、肝血不足、內耳不平衡、氣血虛或痰飲引起的眩暈為必用之穴，配合內關、百會、氣海、曲池等穴。

認識實用穴位四

迎香穴

取穴

　　迎香穴位於鼻孔旁五分，從鼻孔向外與法令紋（笑紋、鼻唇溝）相交之處。按到穴位會有酸麻脹感，用力點，酸脹感直達鼻中。屬手陽明大腸經，和足陽明胃經在此穴相交會。

　　迎香穴名是功能命名，意思是此穴可以使鼻子暢通，使嗅覺障礙所呈現鼻塞，不聞香臭現象得以緩解，能使鼻子嗅出迎面而來的香味，故名迎香，別名衝陽。通常禁灸。

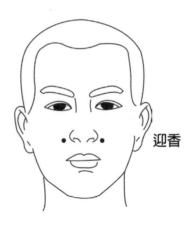

迎香

迎香穴功用

1. 治療一切鼻病：鼻塞、流鼻水、流鼻涕、流鼻血、鼻息肉、不聞香臭。配合合谷穴。

2. 因有三叉神經第二支通過，所以又治顏面神經麻痺：治此病用針灸效果較好。平常迎香穴禁止用灸，治顏面神經麻痺則例外。配合百會、風池、曲池、地倉、頰車等穴。

3. 流鼻涕不停：用手摸迎香穴周圍有麻麻的地方，用食指中指尖，像麻雀啄食動作，指敲此穴便可緩解。

4. 臉上感覺有螞蟻在走，用手去摸，什麼也沒有：這是風邪入侵皮內，此時按迎香穴，可祛臉上游風，效果明顯。

5. 愛美的人，臉上長粉刺、青春痘、黑斑白斑以及臉色黯淡：多按此穴，因此穴與陽明經交會，按穴後，整個臉循環會疏通，皮膚會光澤，有美容效果，特給此穴暱稱「美容穴」。

6. 治牙齒痛：尤其上牙痛，因晚睡或腸胃濕熱引起的整排上牙床痛，在穴周圍多做揉按。

7. 治口角歪斜：捏住迎香穴向外扭轉，再揉揉此穴。面癱所造成一邊臉皮鬆弛或無力，配合熱敷此穴。

8. 治腰痛：本穴位於鼻側，強力按穴，傳感可達人中穴，可通督脈氣。按對側穴，例如左腰痛按右迎香穴，尤適合久臥床者。

認識實用穴位五

攢竹穴

取穴

攢竹穴位在眉頭內側邊緣凹陷中，輕輕按就會有酸痛感覺。屬足太陽膀胱經。別名明光、光明、夜光、始光、員柱、員在、眉本、眉柱、眉頭。

攢字是聚的意思，攢竹穴位在眉頭，竹根橫生，而眉毛也是橫長，竹葉形狀像箭鏃，所以用來形容眉頭。穴名意義是說穴位在眉毛猶如竹叢生聚之處。

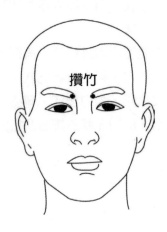

攢竹穴功用

1 · 治療多種眼睛疾病：眼睛脹、視力模糊、吹到風就流淚。如果是彩虹眼、角膜炎、結膜炎、眼睛外傷瘀腫、眼睛出血、眼白很多紅絲，在攢竹穴放血效果明顯。

2 · 腦充血、熱性感冒引發頭痛、頭脹、頭昏、中年易發眉棱骨痛、印堂緊痛：除強按穴位外，放血效果更快。

3 · 本穴有三叉神經和顏面神經分支通過，所以可治顏面痙攣、顏面神經麻痺、上眼皮一直跳動、眨眼不停、斜眼。

4 · 穴位接近鼻根，所以可治因鼻塞所引起頭痛及流鼻血：當流鼻血時從攢竹穴直往上頭髮處按去，常流鼻血的人用此法當作保健手法。

5 · 治呃逆：指壓攢竹穴至少 5 分鐘，嚴重者可延至 20 分鐘。按壓力道要使穴位產生酸脹的感覺。可配合內關、中脘穴。

6 · 治飛蚊症：每週在穴位放血，可活血、通絡，配合合谷、三陰交穴。

7 · 治失眠：配合內關、神門、三陰交穴。尤適宜失眠後前額痛、眼睛脹痛後遺症。

認識實用穴位六
曲池穴

取穴

　　屈肘，以手拱胸，肘部上下臂相連，橫紋盡頭凹處，靠近骨頭邊。取穴須曲肘，穴處似水池，故穴名曲池。屬手陽明大腸經合穴。是該經脈氣所入，歸合於臟腑，如流水匯入海中。五行屬土。治鬼病十三鬼穴之一。又名鬼臣、鬼腿、冲陽、陽澤。

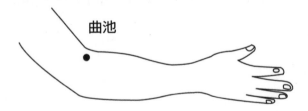

曲池

曲池穴功用

1. 對內臟器官有強壯作用：為強壯穴之一，是整體治療必用之穴。

2. 治感冒頭痛：不論受風寒或風熱皆可治，屬風寒用灸法。

3. 治高血壓：此穴有祛風涼血作用，降血壓配合風池穴。

4. 治全身性皮膚病：本穴內可清熱涼血，又可預防皮膚病化膿。皮膚有中毒反應用灸法。

5. 治全身癬疥瘡癢：本穴內通臟腑外絡肌表，疏經活血通絡，可消除血中毒素，涼血潤燥。配合血海穴。

6. 牙床齒槽出血：用灸法。

7. 因針灸刺激過重，氣上衝引起頭痛、牙痛：重按此穴，可疏散竄氣。

8. 治咳嗽：肺與大腸相為表裏，咳到喉嚨痛，多揉按此穴。

9. 治頭頸肩臂痛：因經絡所過的頭頸肩臂神經痛，循經取穴，疏經通絡。

10. 治喉嚨痛，咽喉出血：可清血中之熱。

11. 預防中風，治療半身不遂：用灸法特效，灸要至少 30 分鐘至 1 小時。

12. 治療風濕關節炎：本穴有祛風利濕，疏經通絡作用。

13. 治結膜炎、眼瞼炎：因有涼血清熱作用。

14. 治便秘：本穴可清降腸胃之熱，調解大腸傳導功能。

15. 治膝蓋痛：按對側穴，例如左膝痛，按右曲池，一邊按，同時前後擺動左膝。

16. 治腕關節酸痛、肘關節痛：按對側穴，並作腕肘旋轉動作。

17. 治甲狀腺機能失調：本穴善作整體調解強壯作用。

18. 治眩暈、頭痛：對肝陽上亢，內耳迷路不平衡，肝血不足引發的頭痛、眩暈皆有效，要用點力按。

19. 治皮膚中毒、皮膚脫落、皮爛瘡：灸 30 分鐘，配合血海穴。

20. 治肺結核：配合支溝、陽陵泉穴。

21. 治神經衰弱：配合足三里、三陰交穴。

22. 治甲狀腺腫：配合肩井、合谷、中渚等穴。

23. 治大小便失禁：配合合谷、三陰交穴。

認識實用穴位七

手三里穴

取穴

　　手三里穴，位於肘尖端下 3 寸，曲池穴下 2 寸，取穴時屈肘，橈側在上，按下去肌肉痠脹，屬於手陽明大腸經，和膝下 3 寸足陽明胃經足三里穴相對應，所以肘下 3 寸穴位稱為手三里，別名鬼斜。

　　手三里穴外 1 寸，臨床發現可治各種扭傷，索性稱之為扭傷穴，和手三里同治扭傷。

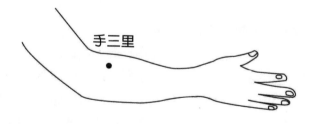

手三里

手三里穴功用

1. 治各種腫痛：此穴有消炎、疏筋、活絡作用，可減輕各部位神經痛，又可使氣催至受傷部位，增加免疫系統。能加強滲出物吸收，減輕發炎現象，所以可以消腫。
2. 治扭傷：不論手肘、踝、膝、頭部扭傷時，強力一邊按穴，一邊輕轉動扭傷部位。下半身扭傷按穴往下催氣；上部扭傷，按穴往上催氣。
3. 治肥厚性鼻炎：由於太陽經走到鼻旁，是遠端取穴治療法。
4. 治肩背手臂酸痛：因為肩背、臂臑有大腸經分佈，效果明顯。
5. 治耳痛：尤其是腸胃逆氣所造成耳痛。
6. 治疔、淋巴結核：用灸，愈久愈好。灸到發熱再繼續灸至降溫，效果獨到。
7. 治手麻：按穴往麻的方向按。
8. 治暈針：配合灸百會穴。
9. 治肘臂神經麻痺：整肢手酸麻，用灸法或拍打法。配合曲池、合谷穴。
10. 治顏面神經麻痺：依症配合風池、下關、地倉穴。
11. 治疔瘡癰癤：配合血海、養老穴。
12. 治牙齒痛：尤其是下牙痛，配合三間、合谷穴。
13. 治風寒性腰痛：本穴可散寒邪怯風，配合中渚穴。
14. 治急性腰扭傷：強刺激，使穴位有痠麻脹的感覺，按完穴，做腰部左右轉動，疼痛較嚴重者，重覆多做幾次。做完冷熱交替敷痛處。
15. 治瘰癧、淋巴腺腫：配合中渚、曲池、合谷、血海等穴。

認識實用穴位八

內關穴

取穴

　　手伸平，手掌向上從腕橫紋正中往手肘方向 2 寸，約三橫指距離，在二筋之間，介於尺骨橈骨間，握拳時，兩筋之間凹陷明顯，按凹陷處非常酸、脹、麻，心臟不好按時較痛。屬手厥陰心包經的絡穴，聯絡表裡，為經氣與絡氣交會樞紐。內關是重要穴位，聯絡手少陽三焦經，又與陰維脈相通。是心包經脈氣出入關隘要道，所以穴名內關，別名陰維。

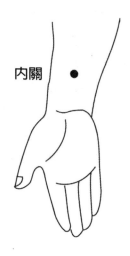

內關

內關穴功用

1. 此穴因為是經絡樞紐交會處，與陰維脈相通，所以可以治心胸胃部疾病。
2. 有強心、定喘特效：用於病重垂危時，可以將強心劑直接注射內關穴。
3. 可清上部心胸鬱悶、熱：心情不好可按此穴緩解。胸悶心悸時揉按此穴，同時輕轉手腕，並作吸吐動作，吸氣短吐氣長，廢氣吐掉後才能裝進更多新鮮空氣。
4. 治孕婦害喜嘔吐：配合足三里、三陰交、大陵等穴。
5. 治打嗝：需強力按穴，呃逆就會停止。
6. 嗆到氣或食物：按穴後雙手上舉。
7. 治手汗症：中醫說汗為心液，而且汗出多是三焦經脈轉輸出了問題。按內關穴有鎮靜神經作用，直接針灸效果較快。
8. 下死胎：要配合小腿內側三陰交穴。
9. 治高血壓：要隨個人體質配合其他穴，用瀉法。
10. 治暈眩：尤其是貧血所引發。
11. 治咳嗽：腸胃型咳嗽痰多有泡沫，或久咳胸痛。
12. 治夢遺：配合三陰交、腎俞、關元、氣海等穴。
13. 治更年期障礙：潮熱、盜汗，配合三陰交。
14. 治胃痛：配合中脘、足三里、內庭穴，寒痛用灸法。
15. 治心絞痛、冠心病：伴有心腹脹滿、嘔吐症狀，配合足三里、中脘穴。

16. 治戒毒後失眠：本穴能寧心安神，配合合谷、三陰交穴。

17. 治經前症候群：本穴能除虛煩，配合足三里、三陰交、合谷等穴。

18. 治痛經：尤其適合低血壓、氣血虛或氣滯者，配合三陰交、氣海穴。

19. 治腕管綜合症：本穴為正中神經通過，按穴時使氣達手指效果更好，配合大陵穴。

20. 治膏肓痛：按穴後，聳聳肩，轉動肩胛骨，解氣鬱即可緩解。

21. 治肋間神經痛：配合支溝、陽陵泉穴，一邊按一邊吸氣吸到痛點。

認識實用穴位九

中渚穴

取穴

　　握拳，位於小指、無名指之間，本節後，第四、第五掌骨間中央凹陷處，按到穴位會感覺酸脹麻，力道大些，脹麻感會向指尖散去。屬手少陽三焦經的俞穴。意即三焦經原氣由此穴轉輸於經脈中，在五行中屬木。渚音主，指水中小沙洲，因為介於屬榮水液門穴及陽池穴中間，有如江中小洲，故名中渚。

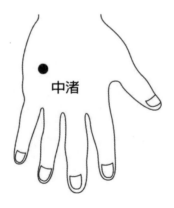

中渚穴功用

1・中渚穴屬木，凡三焦經虛症，都可以補此穴以達木生火，加
　強經絡氣化功能，能理氣散寒。屬於火熱症，用瀉法，能開
　鬱通滯，阻邪入絡。

2・治療上肢疼痛、肩背頸痛：痛症往手指方向按。
　虛症酸麻往肩上方向按，用灸更好。

3・治小指、無名指麻，屈伸不自如：揉按穴後招兩手指尖處，
　再伸拔整個手指。外傷痛或打籃球吃鍋蓋被球擠壓到手指
　時，輕按此穴。

4・治前額痛、太陽穴痛、偏頭痛：用力按穴。

5・治療耳鳴、耳聾：三焦經循行經過耳部，又有開竅作用，可
　治耳疾。按對側穴，例如左耳鳴按右中渚穴。

6・治咽喉痛、吞口水也痛：按穴後喉頭不緊繃，痛感減輕，也
　因有疏通開竅作用，可縮短咽痛療程。

7・治咳嗽一陣一陣，咳不停、咳到咽喉痛：按穴時舌頂上顎，
　喉嚨一鬆，津液下潤，咳嗽就能緩解。

8・治腰痛：臨床上治腰痛效果明顯，雖然古書上沒有提到。剛
　閃到腰，或久坐腰酸，久站腰痛，要按對側穴位，例如左腰
　酸痛按右中渚穴。一邊按一邊輕輕轉動腰部。開車時也可做，
　是開車族實用穴位。

9・治落枕：一面揉按穴，一面輕輕轉動脖子，轉幾次後就舒服
　多了，再熱敷痛點效果更好。

10. 治梅核氣：喉嚨感覺有異物，吞不下又吐不出來，梗梗的，很煩躁，按穴時舌頂上顎，即可緩解。

11. 治手臂痛：配合手三里穴。

12. 治心臟手術後遺症：做血管繞道手術後易有胸悶、舌麻、背冷後遺症，按穴往掌心用力，配合內關穴。

13. 治淋巴腺腫：配合手三里、曲池、合谷、三陰交等穴。

認識實用穴位十

合谷穴

取穴

　　手平伸，大拇指、食指張開，兩指歧骨前微凹處，按向食指側，按中穴位會有明顯酸脹感。也就是手掌橈側第一掌骨的中點。《內經》說：「肉之大會為谷」。此穴位於大拇指、食指相會合之處，狀如深谷，故名合谷，別名虎口，屬手陽明大腸經，是該經原穴，為該經原氣留止之處。

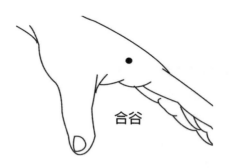

合谷

合谷穴功用

1. 為全身反應最大刺激點，被列為回陽救急九針之一。要注意的是孕婦不能按，因刺激大恐滑胎。

2. 能治頭部各種疾病：本穴屬陽經走表部，有升清降濁、宣洩氣分熱、疏通氣血、散風邪的功能。

3. 治齒痛：先向上同側牙痛的方向重按 9 下，再對側合谷穴往下手指方向按 9 下，是拔牙的麻醉穴。中風牙開不利，重按揉此穴。

4. 治鼻子過敏：可治鼻塞、流鼻水、鼻蓄膿、流鼻血。早晨起床醒來躺在床上，先按穴 36 下再起床，可減少打噴嚏。

5. 止喘：哮喘厲害時用灸法，按穴向手肘方向按。

6. 止汗：多汗者，用灸法，收外泄的陽氣，按穴向手肘方向按，要常按。

7. 調理腸胃：本穴屬大腸經，能升能降元氣，腹脹、呃逆、噯氣及腹瀉，向下往手指方向按。

8. 治頭痛：按對側，例如左頭痛按右合谷穴，力道要強一點。按完喝溫開水或熱茶。

9. 治痛經：重按穴的同時，吸氣吸到腹痛處痛點。因吃冰喝涼所引起的痛，用灸法。

10. 降血壓：高血壓患者，按穴往手指方向按、捏、揉、推，是保健要穴。

11. 鎮靜神經：易緊張，情緒易怒，正發作時，手按穴同時作深呼吸，吐氣多吸氣少。

12. **指臂肩痛**：手指痛向下往手指方向按，肩臂痛向上往手腕方向按，按完甩手甩臂聳肩。

13. **治疔瘡**：用灸法，配合血海、曲池穴。

14. **治酒毒引起麻痺**：配合百會、風池穴。

15. **治夢遺**：用灸法，配合三陰交穴。

16. **治口眼歪斜**：配合地倉、頰車穴。

17. **拔牙麻醉作用**：配合足三里強刺激。

18. **治腦卒中、上肢痙攣**：配合手三里、曲池穴。

19. **治戒毒後失眠**：配合內關、神門、三陰交等穴。

20. **治憂鬱症**：按合谷強刺激，配合勞宮、神門、三陰交等穴。

21. **治胃痛**：配合內關、中脘、足三里等穴。

22. **治眼科**：麥粒腫用強刺激，飛蚊症配合睛明、攢竹、三陰交等穴。

23. **治髖關節扭傷**：取對側穴，配合手三里，按完髖關節動一動。

24. **治皮膚風疹癢**：配合曲池、血海穴。尤適合上肢頭頸處起風疹塊。

25. **治青春痘**：配合曲池、血海、三陰交等穴。

26. **治顏面神經麻痺**：配合地倉、頰車、迎香等穴。

認識實用穴位十一

水分穴

取穴

　　仰臥，肚臍上 1 寸，約二橫指距離，屬任脈。《類經》說此穴：「當小腸上口，是泌別清濁，水液入膀胱，渣滓入大腸，故名水分。」水穀營養物質到此分為尿與屎，為分水之處，故別名分水。水走到此處，分走內外，內者入體循環，外者排出為尿。水分功能不當易生水病，又名中守、中管。

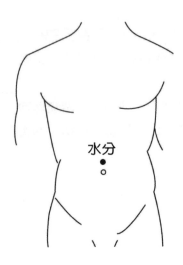

水分

水分穴功用

1‧由穴名可知，主治水氣病：是水腫的特效穴，強力按壓此穴，會感到一股氣向下肢，腹脹者脹感會向腰部擴散，配合足三里、陰陵泉穴，有利水消腫之功，用灸法。

2‧治啤酒肚：尤其是只喝酒不吃菜飯，所引起的酒水腹腫。

3‧治腎臟炎：腎臟功能失調，常引起水液代謝異常而水腫，面部、全身或四肢的浮腫皆可治。用灸法，配合氣海穴。

4‧治腹水：平常此穴禁用針刺，只有腹水例外，針刺本穴出水。

5‧減肥：愛喝冰飲料引起腹部肥胖，常揉按此穴，有助於水份代謝。

6‧治水瀉：不論因飲食不潔所引起水瀉，或因腸胃功能弱常水瀉而便無臭味，皆可治，因其有宣泄水，利小便之功用。

7‧利尿：因前列腺肥大、尿道炎、腎功能不全所致尿不順，皆可治，配合人中穴效果更好。

認識實用穴位十二

天樞穴

取穴

　　位於腹部，肚臍旁2寸約三橫指距離處。屬足陽明胃經，是大腸之氣所結聚的募穴。人身以臍為界，上為天，下為地，此穴位天地的樞鈕。

　　《內經》說：「天樞之上，天氣主之；天樞之下，地氣主之；氣交之分，人氣從之，萬物由之，此之謂也。」古時北斗七星第一星為天樞，為中心。此穴命名有天人相應之意。又名長谿、長谷、穀門、補元、循際。

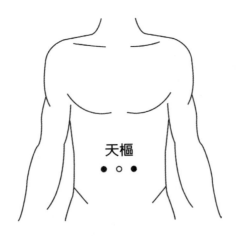

天樞

天樞穴功用

1. 治小兒腹脹納少：灸本穴，或用麻油在穴上按摩。配合足三里穴。

2. 治慢性腹瀉：用灸法，同時用鹽塞肚臍，每天一次。

3. 治急性腸炎：因食物不潔引起腹絞痛，瀉或瀉不暢，強力按壓此穴。

4. 治中暑嘔吐：按住穴位深呼吸，濁氣下降，腹中氣穩定就不會吐，配合中脘穴。吐過按此穴也可避免因吐過傷腸胃氣。

5. 治月經不調：因脾腸功能不良引起經期腹脹和腹痛。

6. 保健脾胃腸：身體虛損勞弱，用灸法。

7. 減肥：順時鐘方向揉按，再反方向推按，每次至少 36 下，尤適合中廣身材。

8. 治小兒慢性疾病：用灸法。

9. 治腹痛氣塊：用灸法。

10. 治便秘：配合曲池、支溝穴。

11. 治痛經：尤其適合脾胃虛寒引起的痛經，用灸法。配合內關、足三里穴。

12. 治月經不順：尤適合月經遲來體質寒，配合三陰交穴，用灸法。

13. 治閉經：配合合谷、三陰交穴。尤適合腸胃弱者。

認識實用穴位十三

關元穴

取穴

位於肚臍下3寸，約四橫指距離。屬任脈，是足太陰脾經、足少陰腎經、足厥陰肝經和任脈在此穴交會。內有小腸，小陽之氣結聚此穴，並經此穴輸轉至皮部，所以關元是小腸的募穴。

元本意為始，《內經》說：「下紀關元」，腦為上丹田，關元為下丹田，為氣之始，即為先天之氣海，是養生吐納吸氣凝神的地方。古人稱為人身元陰元陽交關之處。老子稱之為「玄之又玄，眾妙之門」。

古時玄、元兩字通用，所以是玄關，為守祕而稱關元。因大有妙處，所以別名特別多：丹田、下紀、次門、產門、大中極、大海、三結交、血海、血室、溺水、持樞。

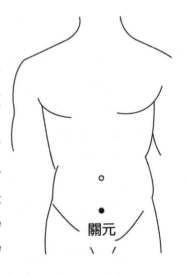

關元

關元穴功用

1. 扁鵲說：夏秋交替時節灸關元穴一千壯，可以不怕冷不怕熱。如果 30 歲，三年一灸臍下三百壯，50 歲二年一灸臍下三百壯，60 歲一年一灸臍下三百壯，可以長生不老。

2. 診生死：用指頭按此穴，如果指下感到無力空空，離手時，穴凹無彈力，胸下堅硬如石頭，大限已到，活不久。

3. 強壯穴：作為保健強身長壽用灸。

4. 治小腸病：因為小腸募穴，所以治小腸各種疾病。

5. 助孕：人身精氣藏於此穴，也是人開始受納元氣地方。是人的生命，十二經脈的根本。尤其是子宮虛寒不孕，要常灸此穴。

6. 補腎虛：臍下腎間之氣藏於此穴，因腎虛而腰酸，用灸法。

7. 治痛經：受冰品引發的痛經，熱敷或灸此穴。配合足三里、三陰交穴。

8. 治頻尿、尿床、前列腺肥大或排尿不順：灸後尿會排得很順，也可以用拍法，五指併攏空拍，一次連續拍 108 下效果最好。

9. 治糖尿病：強腎可緩解糖尿病併發症，治糖尿病要配合足三里，三陰交穴。

10. 治虛喘：喘哮發作面色蒼白，用灸法，特效。配合腎俞、足三里穴。

11. 治各種血症：本穴為血液循環的強壯刺激點，又為先天氣海，元陰元陽在此交會。虛証用灸，平時多揉按拍可促進血液循環。

12. 治淋病、膀胱炎：此病按壓本穴會痛，配合陰陵泉、太谿穴。

13. 治前列腺炎：配合中極、太谿穴。

14. 治暈眩：尤適合氣虛，過度勞倦者，配合百會、足三里穴。

15. 治陽痿：按穴強度使震動傳感至龜頭，用灸法。配合腎俞、命門穴。

16. 治遺尿、尿失禁：用灸法配合百會、氣海、中極和腎俞等穴。

17. 治腎萎縮：配合腎俞、命門、陰陵泉、三陰交、湧泉等穴，用灸法。

18. 治月經提前：月經提前 7 天以上，伴有腰酸，配合氣海、三陰交穴。

19. 治無排卵性月經：配合三陰交、腎俞、太谿穴。用灸法。

20. 治月經間出血、經漏：尤其是氣虛下陷者，用灸法。崩漏者，加三陰交穴。

21. 治子宮內膜異位、子宮前傾、後屈、下垂：配合足三里，三陰交穴。

22. 治白帶：尤適合白帶清稀淋瀝，配合三陰交穴。

23. 治腰痛：遇天冷風雨腰即隱隱作痛，用灸法，配合中渚穴、命門穴。

認識實用穴位十四

血海穴

取穴

　　膝內側，膝臏上 2 寸，約三橫指距離，赤白肉處肌肉鼓起之處，按中穴位很酸脹，強按有酸麻感，屬足太陰脾經。中醫藏象學說，認為脾統血。此穴是足太陰脈氣所聚集處，如同氣血歸集之海，所以穴名「血海」，別名血郡、百虫集、百虫窠。血多的人，此穴顯出澎脹形狀。

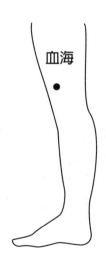

血海

血海穴功用

1・統治凡與血液循環有關的疾病。

2・治皮膚癢：因血虛、血燥、血稠引起的皮膚癢，用拍穴法。
配合曲池、合谷、三陰交等穴。

3・治蕁麻疹：風寒外侵肌表引發一連串皮膚疹，配合曲池穴。

4・治瘡瘍：本穴可以清血利濕，治血分中血濁、血毒、血熱引
起的瘡瘍。

5・治月經不順：包括有血塊、經期提早或延後、血崩、經血淋
瀝不斷。

6・治脫髮、禿頭：促進血液循環，改善毛囊微循環，使髮易長、
少油不脫落。

7・治膝蓋痛：退化性關節炎、風濕性膝關節炎，多與風濕有關，
中醫認為治風先治血，血行風自滅，此穴可以祛風清熱，疏
筋活血，與陽陵泉穴同按效果更好。

8・治腹股溝濕疹：此病因多為濕熱下注，此穴可利濕清熱。配
合足三里、陰陵泉穴。

9・治淋病：配合氣海、陰陵泉穴。

10. 治青春痘：配合曲池、合谷穴。

11. 治經痛：月經有血塊，配合關元、三陰交穴，通經去瘀。

12. 治閉經：尤適合血鬱，配合三陰交穴，宣通氣血。

13. 治陰部癢：配合三陰交、陰陵泉穴，清熱利濕。

14. 治淋巴腺腫：配合合谷、曲池、中渚等穴瀉火涼血解毒。

認識實用穴位十五

陽陵泉穴

取穴

在小腿外側關節之下1寸，脛骨後，腓骨前尖骨凹陷處。土高叫丘，大阜沒有石頭的土山叫陵。此穴高於腳外踝的丘墟穴，與膝內側陰陵泉穴相對，位於陽面，故名陽陵泉，別名陽陵。《靈樞》說：「疾高而外者取之陽之陵泉也。」屬足少陽膽經，為該經脈氣所入，歸合於臟腑的合穴，五行屬土。

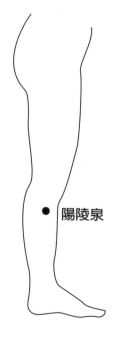

陽陵泉

陽陵泉功用

1. 統治一切筋病：《難經》說：「筋會陽陵泉」，所有筋、肌腱痙攣、酸麻、腫痛、屈伸不利，必用的特效穴。

2. 治高血壓：配合風池穴，有搜風、袪痰、降氣作用。

3. 治偏頭痛：頭痛在兩側屬少陽經，強按本穴，引濁氣下行。

4. 治顏面神經麻痺：老祖宗認為「經之所過，病之所治」，是遠端療法，可疏通頭面之風痰。

5. 治中風半身不遂：運動神經發生障礙，四肢活動屈伸不能自如，必用陽陵泉穴。有疏經活絡，袪風寒濕熱作用。

6. 治全身筋骨酸痛、四肢麻：因受風寒所致，如果麻的感覺較多，用灸法。

7. 治陰癢：陰部為足厥陰肝經所經過，肝與膽經互為表裏，本穴有清熱除濕作用。

8. 治膝腫痛：包括退化性關節炎、坐骨神經痛、風濕性或痛風引起的膝酸腫痛，難蹲起，走路膝有磨擦音「喀卡」，上下樓梯膝痛。慢性病用灸法，或熱敷。

9. 治腳氣腳痛、小腿外側酸痛、腳踝扭傷痛：時常小腿抽筋，用灸法。

10. 運動前暖身穴、運動後收功穴：可減少運動傷害。

11. 治胃潰瘍：如為肝木剋脾土所致胃病，配合足三里穴。

12. 治落枕、五十肩、肩關節痛：按對側，同時輕輕轉動頭部、肩部。

13. 止內臟出血：尤其對子宮出血尤良。

14. 止白帶：本穴清熱利濕，配合三陰交穴，效果更好。

15. 止月經淋瀝不斷：用灸法。

16. 治肋間神經痛：咳嗽，轉身即痛甚，強按此穴。

17. 治腰痛：本穴有疏筋鎮痛功能。

18. 治吊下巴：按對側，例如左頰顳頜關節脫位，按右陽陵泉穴，用灸法更快。

認識實用穴位十六

委中穴

取穴

位於膝膕窩正中橫紋兩筋間凹陷處，屬足太陽膀胱經，為該經的郄穴。並為該經脈氣所入，歸合於臟腑的合穴。五行屬土。委是彎曲的意思，本穴在膝膕正中央要委而取之，故名委中。

辭源上說：「本曰原，末曰委」，膀胱經屬太陽寒水脈氣發自小趾外側井穴，有如水之源，經氣到委中穴歸入膀胱府，為該經五俞穴之末，所以稱為委，而中字表示位置，故穴名委中。此穴禁灸。別名郄中、中郄、中郡、血郄、腿凹、委中央。

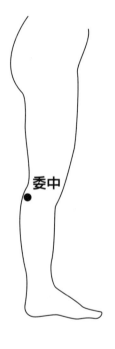

委中

委中穴功用

1. 每一經有一郄穴，郄是空隙之意。多在骨肉交會處，氣血深聚所在，凡氣血有瘀阻時最適用，臨床上多用來治療該經急性病症。

2. 急性腰扭傷：本穴放血，膝膕站直，在穴四周細脈紫筋上點刺放血，不可刺動脈處。

3. 治高血壓：在穴周圍尋找血絡，刺出血。

4. 治坐骨神經痛引起腰腿酸麻痛、濕熱引起腰部沉重痛，難轉側、風濕性腰腿痛遇天寒或吹過冷氣更痛：直立或兩手扶牆，用手掌拍打膝膕窩，出現青紫色小絡或紅點瘀斑，刺之出血，污黑血流至血色鮮紅，自然停止。注意消毒清潔以免細菌感染。

5. 治中風半身不遂、下肢痿痺、膝筋緊硬或攣急、腳軟弱無力：配合足三里、太衝穴。

6. 治霍亂：用放血法。

7. 治中暑，熱氣散不出，小便不順，或四肢發熱：用放血法。

8. 治瀉痢：本穴能清熱解毒祛風濕。配合水分、中脘、足三里穴。

9. 治花柳，瘡未潰破者：刺本穴放血。

10. 急性上部充血：刺本穴周圍靜脈放血。

11. 急性炎症引起大痛大吐大瀉：放血法。

12. 治癲疾、瘈瘲、小腿抽筋：按穴按到底，抽筋可緩解，再踢踢小腿鬆筋。

13. 治痔瘡：本穴有通絡散瘀作用，疏通靜脈，使之正常收縮而排瘀。配合承山穴。

認識實用穴位十七

足三里穴

取穴

膝眼下 3 寸，約四橫指的距離，有一凹
溝處。或以手大拇指按膝蓋上，其他四指併
攏，放膝蓋骨外側，中指尖碰到的凹陷處。
按著穴位，抬起腳趾尖，會酸脹得令人受不
了。針灸此穴傳感可達腳背。

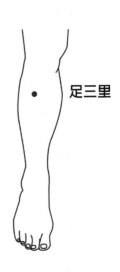

足三里

里之義為寬廣，古時井田制度，九百畝
為方里，陽明經有多氣多血特質，胃為水穀
之海，陽明行氣於三陽，所以以里形容其脈
氣流布廣。六府皆出於足三陽，上合於手，
所以手陽明有手三里對應。

本穴屬足陽明胃經，為該經脈氣之所
入，為合穴，五行屬土，為土中之土，能同
時調理手足三陽之氣。古人常步行辦事，長
途跋涉後，腳軟寸步難行，按此穴後健步如
飛，可再走三里，故名足三里。為馬丹天星
十二穴之一，是救急回陽九針之一，也是四
總穴之一。別名鬼邪、三里、下陵。

足三里穴功用

1. 是強壯穴：常灸此穴，可使元氣不衰。但是小兒禁灸，灸了易生疾病，眼睛會看不清。30 歲後才可灸，灸了可增強視力。

2. 本穴有鎮定作用：為回陽九針之一。古人用此穴治療被鬼擊諸症。

3. 四總穴中說：「肚腹三里留」：只要腸胃問題，都可以藉由本穴調理治療。

4. 預防中風：如果足脛上足三里附近，時不時就突發酸重麻痺，很久才緩解，是中風前兆，常灸本穴保健。

5. 治肥厚性鼻炎、過敏性鼻炎：本穴有升清降濁作用。配合迎香、合谷穴。

6. 治食慾不振：本是脾病，因胃與脾經相表裏，所以可以提振胃陽之清氣陽氣以助消化。

7. 治嘔吐、吞酸、吐酸、呃逆：灸本穴 1 小時，必效。配合中脘、內關穴。

8. 治上吐下瀉：用鹽塞肚臍，強按此穴。

9. 治半身不遂、小兒麻痺後遺症、腰腿膝無力：配合陽陵泉、太衝、合谷等穴。

10. 治退化性關節炎、風濕性關節炎、痛風、膝蓋腫痛，蹲站不利等症：配合陽陵泉、委中穴。

11. 降血壓、止眩暈：配合曲池穴、合谷穴。可降上逆之濁氣。

12. 治腳踝扭挫傷、冷風濕痺：配合丘墟、手三里穴。

13. 治牙疼、頭痛、咽喉痛、耳鳴：本穴有鎮靜鎮痛作用。

14. 有利尿作用：可治小便不順暢。配合陰陵泉穴。

15. 治大便閉結、便秘：本穴可促進腸子蠕動。配合內關，承山穴。

16. 治胸脅肋疼痛：本穴對經絡所過之處有鎮痛作用。配合內關穴。

17. 治眼睛紅腫模糊：本穴有降逆涼血作用。配合風池穴。

18. 治水氣水腫：本穴有利尿去濕作用。配合陰陵泉、水分穴。

19. 治氣喘、胸痛、心絞痛：本穴補脾土生肺金，又能降氣。

20. 治頸椎病：尤適合痰瘀型。配合風池穴。

21. 治肩背痛、膏肓痛：適合虛弱性、疲勞性所致循環障礙，本穴可壯元氣。

22. 治神經性胃痛：配合中脘穴。

23. 治耳鳴：配合聽會穴。

24. 治中暑、休克：配合百會、人中穴。

認識實用穴位十八

三陰交穴

取穴

位在腳踝內側上 3 寸，在脛骨後凹陷處。或用四指橫按內踝骨上，正內踝中心直上處。屬足太陰脾經，和足少陰腎經、足厥陰肝經交會於此穴，故穴名三陰交。另因三條陰經在此交會可調理三陰。故穴名三陰交。別名太陰、承命、下三里。是回陽九針之一。

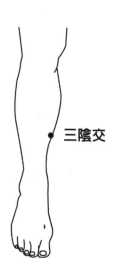

三陰交

三陰交穴功用

1. 本穴可補脾、養肝、強腎作用，又有氣血兩補功能。統治內分泌、消化系統、泌尿系統和生殖系統疾病。也是針刺麻醉手術常用穴位之一。

2. 作為發燒退熱作用，是回陽九針之一。

3. 治腹痛、腹脹、腹瀉腸炎、痔瘡、急慢性胃腸炎：本穴可和胃降逆，按穴往上腹部方向按。

4. 治男女生殖器各種疾病：配合天樞、足三里穴，尤其是陰莖痛、淋病的特效穴。

5. 治閉經或月經延後及痛經：催經和痛經用灸法。配合關元穴。

6. 解過灸後遺症：不論何穴過度使用灸法而產生頭皮癢、頭皮屑，灸本穴即可解決。

7. 治夢與人或鬼交而洩精：灸本穴 15 分鐘很有效。

8. 治月經不調、白帶、子宮內膜異位、子宮肌瘤、盆腔炎、月經淋瀝不止、難產：但孕婦不宜針或灸此穴，恐有滑胎之虞。

9. 治小腸疝氣：按對側穴位。

10. 治小便不順、全身浮腫：本穴有強腎作用。配合水分、陰陵泉穴。

11. 治遺精白濁、遺尿、陽痿：配合關元穴效果更好。

12. 治膝痛、腳氣、腳痛、腳趾頭麻：配合足三里穴。

13. 治失眠、全身無力：尤其適合內分泌失調、戒毒、憂鬱症、思慮過度而心血不足、婦女血虛、老年腎水不足而虛火上衝等的失眠，本穴可滋陰瀉火。配合神門穴。

14. 治青春痘、蕁麻疹、皮膚癢：本穴可補陰分之水，調和內分泌，排瘀血。配合曲池、血海穴。

15. 治便秘：尤其是氣虛便秘，本穴可補中益氣。配合足三里穴。

16. 治前列腺肥大：本病病程長，針灸效果好，年長者用灸法，溫補陽氣強腎。配合關元、中極穴。

17. 治不孕症：本穴可健脾利濕，調肝補腎，用灸法。配合關元穴。

18. 治更年期症候群：對卵巢退化引起內分泌失調諸症，三陰交為必用之穴。配合太衝、內關穴。

19. 退化性關節炎：本穴補肝脾腎可減緩退化。配合陽陵泉、足三里穴。

20. 治胸膈痞滿、飲食多：配合承山穴。

21. 治下肢神經痛及麻痺：用灸法，配合足三里、陽陵泉穴。

認識實用穴位十九

承山穴

取穴

在小腿肚正中，腓腸肌凹陷處。直立，兩手上舉，扶著牆，用足尖站著，足跟離地，在腓腸肌下出現「Λ」字紋，取尖部。屬足太陽膀胱經。承指奉，承受，以下載上之意。腓腸肌下的人字紋，是腓腸肌兩側肌腹分肉的交界，形狀如山，穴在其下，有以下載上之勢，故名承山，又因穴位在腓腸肌隆起處之下好像魚肚，故又名魚腹。別名腸山、肉柱。為馬丹陽天星十二穴之一。

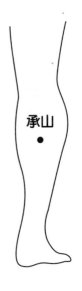

承山

承山穴功用

1. 治小腿抽筋：首選之特效穴，正抽筋時，強按此穴即可緩解。常抽筋的人，平時灸此穴，可減少發作次數，本穴有舒經通絡祛寒作用，解痙攣效果最佳。

2. 治背痛：長期姿勢不良，受風寒濕氣所襲，引起背痛，自己按不到背痛點，按承山穴採遠端治療法。

3. 治腰痛：腰痠軟無力，因過勞，或受寒氣入侵，用灸法。

4. 治中風半身不遂：除用灸法，可推、按、揉、捏、拍打此穴，疏筋活血通絡效果更好。

5. 治各種跌打損傷：不論傷在何處，最後加按此穴，可有助於化滯散瘀行氣，防破傷風。

6. 治痔瘡、肛裂：膀胱經分支入肛門，強按往上方向可使經氣直達肛門。按穴同時配合提肛鬆肛動作，消痔效果加倍。本穴可使痔靜脈收縮，消炎止痛效果迅速。

7. 治便秘：對因緊張就便秘的效果明顯，可鬆弛痙攣的肛門括約肌，有助腸蠕動而順利排便。

8. 治便血、腸風下血：本穴有清熱止血，降低直腸瘀血作用。

9. 治肩關節炎：遠端療法，上病下取，一般針法從小腿前的條口穴下針透到承山穴，可疏通肩部經氣。

10. 治胃痙攣：一緊張就胃痙攣而痛，本穴解痙鬆攣效果好。

11. 治腎絞痛：此病部分屬於痙攣性疼痛，強按此穴可緩解。

12. 治月經痛：經來腹部子宮肌痙攣而痛，強按此穴，或用灸法。

13. 治足跟痛：足部為膀胱經所經過，按本穴往下方向，再踢一踢足跟，可疏經活絡。

14. 治瘧疾、霍亂轉筋：寒熱瘧疾、時疫、霍亂轉筋、戰慄不能行立，可用灸法。

15. 治胸膈痞滿、食量增大：配合中脘、三陰交穴。

16. 治心悸、胸悶脹：配合陰陵泉。

17. 治內踝關節扭傷：配合太谿穴。

18. 治坐骨神經痛：配合腎俞、陽陵泉穴，能強健腰腿部。

認識實用穴位二十

太谿穴

取穴

在腳內踝後 5 分，與跟骨筋腱之間凹陷處。屬足少陰腎經俞穴，五行屬土，腎脈氣匯聚於此，為回陽九針之一，也是九針十二原的要穴。太指大，意為重要；谿，指谷間山谿，山間流水。本穴在腳內踝後跟骨上動脈旁凹陷處，形如山谿，故穴名太谿，別名呂細。

足少陰腎經原氣留止此處，又稟先天元陽原氣於此輪轉於經脈中，如水流之轉注，是原穴也是俞穴。

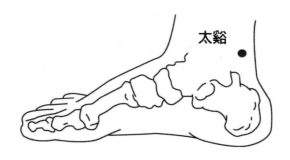

太谿

太谿穴功用

1. 診生死：久病、重病後，欲知藏氣生命力強弱，必診此穴脈，稱為太谿脈，應手脈軟弱無力，肉陷無彈力，大限不遠，難治難救。

2. 治心痛如錐刺、手足冷：用灸法。配合內關穴。

3. 針刺麻醉常用穴之一，本穴有通利三焦敷佈脈氣於全身作用。

4. 為回陽九針之一，可補可瀉，有調節內臟作用。

5. 治小兒驚癇、麻痺的特效穴；小兒病多有先天腎氣不足之象，本穴可調補腎氣。

6. 治神經衰弱：配合三陰交穴。

7. 治失眠、多夢：加按三陰交穴。

8. 治憂鬱症：配合三陰交穴調內分泌失調。治默默不說話、整天昏沉嗜睡。

9. 治呃逆：本病為胃氣逆，如果是虛証，久病重病的呃逆，按太谿穴降其上逆之氣。配合內關穴。

10. 治眩暈：因耳源性、內耳迷路不平衡，及腎精虛所致者，灸本穴。配合聽會、關元穴。

11. 治飛蚊症：五臟六腑之精皆上注於目，本穴補腎水可促進眼部循環。配合攢竹、養老穴。

12. 治牙痛：牙為骨之餘，腎主骨，遠端療法，按對側穴。左牙痛按右太谿，或用灸法。

13. 治咽喉痛：腎為水臟水府，本穴可清熱、止痛。配合中渚穴。

14. 治咳嗽：配合合谷穴，尤其適合一咳嗽就滲尿症狀。

15. 治膝內側痛：膝內側為腎經所經過，本位可調虛實，通經活絡。配合陰陵泉穴。

16. 治腎虛腰痛：適合時常隱隱約約的腰痛，無受外傷或舉重或運動病史。配合關元穴。

17. 治遺精陽痿：本穴可補因腎精虧損的遺精虛証，也可瀉因相火過盛引發的陽痿。配合中極、三陰交穴。

18. 治前列腺發炎或肥大：此病療程長，多有腎虛現象，本穴可補腎水腎精。配合關元穴。

19. 治不孕症：本穴為腎經原穴，經氣血在此留住，可強腎利生殖。配合三陰交穴。

20. 治更年期性交痛：更年期陰道乾澀行房痛，本穴有補腎水滋陰作用。配合三陰交穴。

21. 治性冷感：本穴有調整內臟穩定神經作用。配合三陰交穴。

22. 治急慢性內踝扭傷或酸痛、足跟痛、中風後足痿無力：配合足三里穴。

23. 治志氣弱：常按此穴提高腎氣以養大志。

認識實用穴位廿一

公孫穴

取穴

　　位於足大趾本節後 1 寸，內踝前凹陷中。足背最高點是第一蹠骨與第一楔狀骨接合處，從最高點向內踝移下，取骨邊凹陷處。強壓穴，整個足弓感酸麻。屬足太陰脾經絡穴，是脾經經氣與絡氣交會之樞紐。脾經經由此穴聯絡胃經。為八法穴一，會通衝脈。古文史稱土德旺者黃帝，黃帝姓公孫，本穴走脾胃土經，土居中央，其色黃，土德甚旺，孫又有孫絡之意，故穴名公孫。

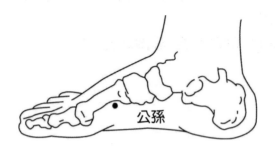

公孫穴功用

1· 因通於衝脈，挾臍上行至胸中，可治胸、腹、腸胃各種疾病，是針刺麻醉手術常用穴位之一。

2· 治九種心痛：配合內關穴治心氣痛、心肌梗塞。

3· 治失眠：本穴與奇經衝脈交於心、胃部，老祖宗認為「胃不和則臥不安」，本穴可安心神平胃。

4· 治胸滿輕痛：本穴連絡胃經、衝脈皆走胸部，有散氣活血止痛作用。

5· 治頑固性呃逆、翻胃、傷食、傷酒、食積、腸胃雷鳴、胃中停水、胸膈滿悶、兩脅脹、膈間臍腹痛：配合中脘、內關穴。

6· 治急性胃炎、胃痛：本穴可減少胃酸分泌，緩和胃肌痙攣。胃脘痛強力按穴。配合中脘穴。

7· 治急性腸炎：按本穴向足掌心方向按去，強刺激。

8· 治腹水腸鳴：配合關元穴，用灸法。

9· 治痛經：脾能統血，又脾經氣與絡氣、胃經、衝脈、陰維脈在此交會，可散瘀去滯。配合內關穴。

10. 治胎衣不下，瘀血上攻：配合三陰交穴，調整生殖系統機能。

11. 治腸風便血：配合足三里穴同按，整腸健胃。

12. 腳氣：腳浮腫，小便不利，配合三陰交穴、陽陵泉穴效果更好。

13. 胸脅脹痛：配合三陰交、內關穴，疏經活血。

14. 痰多壅胸膈：本穴有化痰、寬胸、利膈功效，配合合谷穴或中渚穴效果更好。

15. 治食入即吐：配合內關穴。

16. 治疝氣：配合關元、天樞、內庭穴。

17. 治睡眠障礙：配合神門、三陰交穴。

認識實用穴位廿二

太衝穴

取穴

　　從大拇趾次趾之間，往上盡處岐骨間凹陷處是穴，即足大趾本節後 2 寸，按中穴位很酸脹。屬足厥陰肝經，是肝經俞穴原穴，即肝經原氣留止在此穴，五行屬土。太之意大、重要；衝之意，通行的大道、衝要，表示此穴位居衝要之處，而肝經脈氣行至此穴盛大，故別名大衝。

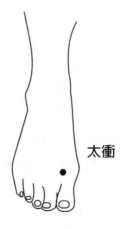

太衝

太衝穴功用

1‧古時以此穴診生死。此穴有動脈應手，稱太衝脈，生病的人有此脈者易治，無此脈者死。

2‧是針刺麻醉手術常用穴位之一；肝藏血，有調解血量作用。

3‧治急慢驚風、羊癇風、癲癇：此類病多下元肝腎不足引發肝風內動，本穴可平肝熄風。要配合內服藥效果較穩定。

4‧治高血壓：可降痰濁上逆，配合陽陵泉穴。

5‧治兩目昏暗、乾眼症：肝開竅於目，本穴有補肝血，活血通絡之功。配合養老穴。

6‧治失眠，勞心又勞身、很累又睡不著：最適合按本穴。配合三陰交穴。

7‧治面肌痙攣抽搐：肝為風木之藏，此病多與肝風有關，本穴可清肝火平肝風，要按對側，即左面抽搐按右太衝穴。

8‧治震戰手足抖：老祖宗說「諸風掉眩皆屬於肝」本病難治，本穴當作保養穴。配合內關穴。

9‧治半身不遂，足軟無力：配合足三里，用灸法。

10.治青春痘：適合熬夜，愛食辛辣烤炸食物引起肝火旺所致青春痘。配合曲池、合谷穴。

11.治眩暈：耳源性眩暈或肝腸上亢引發眩暈，重按此穴，平常當保養穴，可減少發作機率。配合中渚、曲池穴。

12.治更年期症候群：女子以肝為先天，養肝血，平肝清肝，可緩解更年期諸多不適症狀。配合三陰交穴。

13. 治小腹疝氣：本病多有寒濕之氣，用灸法。

14. 治痛經：本穴能疏肝氣，配合三陰交穴效果更好。

15. 治咽喉痛：晚睡引發肝火上炎，或打呼引起，或吃烤炸辛辣食物所致咽痛。配合中渚穴。

16. 治腰背疼痛：在穴周圍上下按壓尋找較明顯的痛點，揉按至不痛。

17. 治寒濕腳氣，步行艱難：用灸法。配合陽陵泉穴。

18. 治膝痛：屬膝內側痛，久病或虛痛用灸法。配合陰陵泉穴。

19. 治肝病：此穴為肝經原穴，可用灸法，為保健肝臟良穴。

20. 治肋脅痛：本穴可疏經活血。配合內關穴。

21. 治頭痛：適合因情緒引起血管肌肉痙攣的頭痛。配合神門穴。

認識實用穴位廿三

內庭穴

取穴

在足背上，次趾中趾之間，即第二第三趾骨之間，腳叉縫處之凹陷中。屬足陽明胃經，胃經從此穴開始形成小流而為滎穴，五行屬水。因其位在次趾中趾內間，有如一庭院於內，故名內庭。又家中室與室間的中庭稱內庭，陽明經氣有多氣多血特質，猶如庭內高朋滿座，故名內庭。又胃經脈氣，經內庭入足三里穴，輸轉胃府，內庭有如其庭戶；內是進入，庭是駐入所在，故稱內庭。為馬丹陽天星十二穴之一。

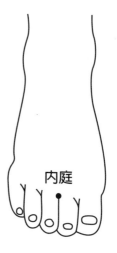

內庭

內庭穴功用

1. 治咽喉痛：本穴有清熱消腫之功，配合中渚穴或合谷穴效果更好。

2. 治牙疼：尤其適合下牙及下牙床痛，整排牙痛卻找不到痛牙，多為胃經濕熱所致，此穴最合拍。配合合谷穴。

3. 治流鼻血，鼻涕帶血絲：因感冒，溫熱病引起或是月經倒經引起鼻子出血，本穴可清熱涼血。配合迎香穴。

4. 治三叉神經痛：尤其第二第三支神經痛，因感冒所引起，用灸法。

5. 治耳鳴、耳脹、耳癢：按對側，即左耳鳴按右內庭。配合聽會穴。

6. 治腹部痞滿堅硬：灸對側，即左腹滿灸右內庭，灸後腹中有響聲。

7. 治胃潰瘍：配合足三里按穴後，找胃的痛點，在痛處灸或薰艾條。

8. 治胃腸型感冒：感冒流感配合風池穴和合谷穴，腸胃症狀可配合內關穴、足三里穴。

9. 治風疹塊癮疹：本穴可散熱利濕，配合曲池穴或血海穴。

10. 治精神官能症：喜靜惡聞聲，四肢冷。配合內關穴。

11. 治疝氣痛：可配合足三里、天樞、關元、公孫等穴，在痛處灸或薰艾條。

12. 治月經痛、月經期頭暈、閉經：用力捏本穴，配合三陰交穴。治月經閉止該來不來，配合血海穴。

13. 治膝痛：痛在膝前側或正中膝蓋處，配合足三里穴。

14. 治腓骨神經麻痺致跛腳：用灸法，配合足三里穴。

15. 治腳氣浮腫：可配合陽陵泉、三陰交、公孫等穴。

16. 治小腿前側痛不可屈伸、足背紅腫疼痛：本穴可散熱消腫。

17. 治瘧病痢疾，吃不下：配合合谷穴，清熱利濕消脹。

18. 治胃脘痛：配合中脘、公孫、足三里等穴。

19. 治慢性腸炎、腹痛、下痢：配合足三里穴清腸中濕熱。

20. 治膝蓋前側痛：配合足三里穴。

21. 治手冷：配合曲池、合谷穴。

22. 治面腫：配合合谷穴。

23. 治月經崩漏：配合血海、三陰交穴。

認識實用穴位廿四

湧泉穴

取穴

位於腳底掌中心凹陷處。臥姿，趾卷屈，在腳掌前端約1/3中心處，出現凹陷形處是穴。屬足少陰腎經，為腎脈經氣所出的井穴，五行屬土，是回陽九針之一。腎屬水藏，腎水由此穴發出，勢如泉水之湧，故名湧泉，別名厥心、地衝、地衢。

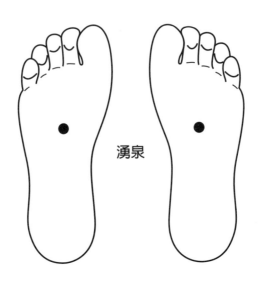

湧泉

湧泉穴功用

1. 本穴為腎經井穴，肝腎同源，所以和肝木相連。腎經從小趾端外側的至陰穴脈氣走到本穴，由陰極生陽，是真陽所生處，可救急。所以為回陽九針之一，亦是長壽要穴。

2. 治頭頂心痛：大都為肝陽上亢所至，本穴有水生木作用。本穴放血效果最好。

3. 治眩暈：本病屬肝陽上亢，而肝腎同源，肝病及腎，配合太衝穴。

4. 治失眠：尤其適合陰虛陽躁，一到晚上就精神亢奮者，這也是為什麼作完腳底按摩就會很好睡的道理，本穴有安神鎮靜作用，補水以治火。

5. 降血壓：用腳跟踢另一腳底湧泉穴 100 下，換腳做，不但降血壓，心情也會變好。

6. 治憂鬱症：配合太谿穴，壯腎水治肝火，涼血清熱。

7. 治呆痴：本病多有先天腎氣不足，或年老腎精虛，或肝腎不足或情志失調之因。腎藏志與智，有強腎開竅益智功效。亦治自閉症、智能低下。

8. 治腦充血：本病多因肝陽上亢、過勞、大怒、暴飲酒或大便閉使力不出。配合百會、曲池、合谷和三陰交等穴共奏其功。

9. 治中風昏迷及中暑休克：本穴有通關開竅急救作用，配合委中、十個手指頭放血。若是溺水休克，強力重刺本穴。

10. 治尿道炎、膀胱炎、淋病：此病尿道痛，排尿有時有黏液流出，配合關元穴治療，另外加灸肚臍。

11. 治遺尿、尿失禁、頻尿：此病多有先天腎氣不足，老人多有虛寒象，若重病人遺尿表示腎氣將竭。用灸法，同時加灸關元穴共補腎氣。

12. 幫助長高及生長轉骨：要同時敲按百會穴，每天跳繩 200 下或投籃 200 下。早睡，少吃冰品。

13. 治五趾痛、腳不能踏地、足跟痛、足心熱、大腿小腿後側痛：配合委中、陽陵泉和太衝穴。本穴有通經活絡之效。

14. 治消渴：配合內關穴。

15. 治小腸連臍痛：配合陰陵泉穴。

16. 治子宮下垂：配合百會穴。

17. 治心悸：配合內關。

18. 治咳嗽失音：配合中渚穴。

19. 治冬天腳冰涼：每次至少揉按 36 下。或用十腳趾抓地後放開，至少連續作 9 次。

20. 治牙齒痛：尤其是下午 5 至 7 點酉時痛，為腎陰虛，虛火所致。

認識實用穴位廿五

腎俞穴

取穴

　　在背部腰處第十四椎下即腰第二腰椎下，離脊正中 1.5 寸屬足太陽膀胱經，先找肚臍正對背脊中央命門穴同位置，往旁 1.5 寸處。俞意輸，腎氣由此穴輸於膀胱經，腎與膀胱相為表裏經藏，別名高蓋。

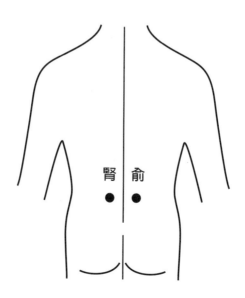

腎　俞

腎俞穴功用

1 · 治氣喘：屬腎虛氣喘，用灸法、加灸關元和足三里穴。

2 · 治乳房痛：適合肝腎陰虛型者，配合太衝穴。

3 · 治腰痛、急性腰扭傷：急性腰扭傷可配合委中穴放血。久病，寒濕腰酸痛無力或腰柱退化性關節炎，用灸法。

4 · 治坐骨神經痛或麻痺：下腿不能屈伸，步行不利，配合足三里穴用灸法，補腎疏經活絡。

5 · 治遺尿、夜尿、尿床特效穴：用灸法，強腎助膀胱括約肌正常收放。

6 · 治前列腺炎或退化或肥大：配合拍打關元穴，灸腎俞穴或常按摩此穴至有熱感。

7 · 治尿血：尿量少，排尿頻繁，伴有腰酸，先按三陰交，再按腎俞，最後按血海，和足三里穴。

8 · 治陽痿、遺精：先按三陰交穴，再灸腎俞穴，加灸關元穴效果更好，要耐心久治。

9 · 治便血：伴有熱象口乾咽痛，直接按穴；其他用灸法，約灸10 至 30 分可止血。

10. 治痔瘡痔漏：先按承山穴，再灸腎俞穴。

11. 治腎炎：配合三陰交穴，補水瀉五藏之熱。

12. 治神經衰弱特效穴：腎為作強之官，腎又藏志，又主髓海在腦，有強志醒腦作用。

13. 治痛經：灸本穴可調理血室，尤適合子宮後傾經來腹痛腰痛。 若是月經結束後腹痛為虛痛，灸本穴後加灸關元、公孫穴效 果更好。

14. 治閉經：補益腎氣，灸 10 至 30 分鐘，加按三陰交穴，調和 氣血，補脾健胃通經去瘀。

15. 治月經過多：伴腰膝痛痠軟，為肝腎陰虛用灸法，或因急躁 易怒肝火上亢所致，可揉按本穴。

16. 治崩漏：因腎陰虛或腎陽虛所致，經血淋瀝不斷，甚可達一 至兩個月，按腎俞、陽陵泉，配合血海、三陰交、內庭等穴 使血歸經而不漏。

17. 治不孕症：尤其適合無排卵性月經，灸本穴強腎助陽，配合 關元和三陰交穴。

18. 治腎病臉黑生白斑點：用灸法斑點會消失，療效良好。

19. 治白帶：尤其適合白帶稀稀或有泡沫，用灸法。

20. 治耳聾：屬腎虛耳聾，用灸法。

21. 治糖尿病：此病久則傷腎，用灸法，防新陳代謝機能障礙。

22. 治精液缺乏，精蟲數不夠：配合關元、三陰交穴。

23. 治神經衰弱：配合百會、內關穴。

24. 治風濕性關節炎：遇寒腰腿痛，配合委中穴。

25. 治老年人小便多：配合關元穴，用灸法。

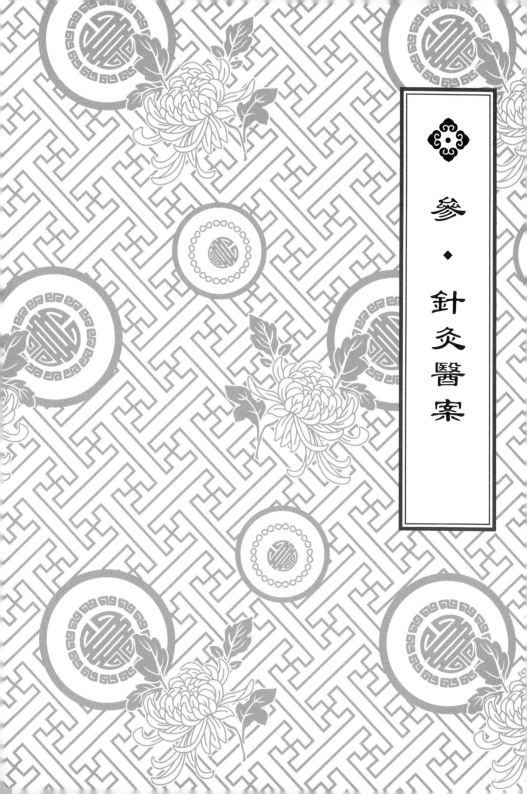

參・針灸醫案

針灸醫案之一

考績症候群

　　每年年底公務人員打考績時，總是幾家歡樂幾家愁，多見失眠、心悸、頭暈、眼睛酸澀、全身倦怠、煩躁、多夢、情緒起伏敏感、易怒、飲食失常等現象，暫稱之為考績症候群。

　　一位在銀行服務的女性，沉靜樸實，兢兢業業，哭喪著眼臉，說她的考績比不做事的人差；在人事單位能幹精練的人事股長，已連2年被打乙等，憤憤不平而失眠；在高中教數學的男老師，怒目臉僵的說教學差的老師爬在他頭上⋯⋯

　　心病由心醫，以情治情，大部分我都先恭喜病人考績得乙等，病人第一個反應是不悅與不能接受。

　　「你的乙等是你的保護傘，在逢年過節、長官生日、長官親屬來訪時都不必送禮，不必去作陪，不必搶著去付帳，你說可不可喜？你考績得到的錢都不夠付這些。人難免做錯事，當你有失誤時，長官自知理虧，可能睜一隻眼，閉一隻眼，你說好不好？而且做事是對一份薪水負責、對自己良心負責。」這時，病人的表情通常會開始緩和下來！

　　「你的乙等也是一個功德，你知道你的長官也很無奈，他上面也有長官，有人情壓力，中國人做事是情理法，打

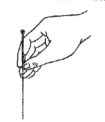

考績不一定是打功績，往往是打人績，你多體諒他，算是做一件功德，地球是圓的，人不會老是處在倒楣位子。」有時病人聽到此就笑了。

「而且你不一定就是倒楣，你所付出的超過你所得到的，三尺頭上有神明，老天都實實在在的把你的功績記載，多付出的就是功德，功德累積多了，說不定會庇護你躲過天災人禍大病等惡事，功德再大，就庇護你的親人子女，可能孩子可以平安順利成長，找到好工作好對象，你說你是不是在積功德積陰德？」

教病人情緒不穩多按太衝穴，胸悶按內關穴，失眠按神門穴，其他症狀按合谷穴。病人通常難過幾天，過不去的時候，會想到我說的話，就會覺得好過多了！對女性病人，我會拿鏡子照給她看說：「妳看！妳一生氣又醜又容易老！」對男性病人，我也會拿鏡子照給他看說：「你看！你的眼神有殺氣，目為肝竅，怒會傷肝，靈魂之窗，就看不到靈氣，魂也易散，實在划不來。」經過心靈的洗禮，病人大都很快就度過年關了。

針灸醫案之二

針灸後狂哭二小時

　　每年從比利時回國休假的女病人 43 歲，回到家後就會來診所報到，進廠保養，整修內部，來調理半年來身體所有不適症狀，她發現吃中藥針灸比較能根本治療還可養生。

　　第一次來從頭說到腳：時常頭痛欲裂，掉髮，眼睛酸澀，流鼻血，脖子僵硬，胸悶心悸，痔瘡出血，腰酸背痛，經期有血塊量少，經行腹痛乳房脹痛，平時腹脹厲害，腿常酸麻有時無力，在生活步調悠閒的國家，壓力大到失眠。光說病情說講了 10 分鐘，說話速度很快，起碼超過一萬字，相當一短篇小說。

　　越是病情越複雜越好治，因為多數根本病的癥結在「心」。心結開，一點通百脈通，經絡就會調暢。先問她有針灸過嗎？她表示不怕針。並說明藥的部分，無法顧及所有病症，開藥太複雜效果反而不好，首先調整時差和睡眠問題，其他都用針灸治療。觀察她的面色像蒙了層灰塵，眼白混濁，濁氣盤旋在頭部，所以出現各種頸部以上的病況。

　　首先引氣下行，從腳部位開始針太衝、內庭、三陰交、

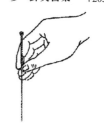

足三里、陽陵泉和血海等穴，病人情緒已較和緩，但還在陳述病情，繼續往上針，天樞、中脘、合谷、曲池和風池等穴，此時病人已完全安靜下來，最後針率谷、睛明、陽白、本神和神庭等穴，病人就漸漸入眠了，治療完畢看她神清氣爽高興的離開。

第 2 天打電話來說：「昨天回去一小時還沒吃藥，就開始痛哭，不是傷心的哭，是像石門水庫洩洪一樣，狂哭勢不可擋，整整哭了 2 小時，把先生嚇到了，可是一哭完卻倒頭呼呼大睡，睡得很熟很香哩！這到底是怎麼回事？要不要緊？」

我問：「哭過後是不是全身舒暢？好像從裏到外被徹底清洗一番？」

她急忙回答：「對！對！對！好奇妙，好舒服！」

「恭喜妳享受到針灸超級美妙境界，妳的細胞都太悶了，針灸打通他們的瘀阻，傾巢而出，可能是藉由痛哭的激烈運動，表達他們喜極而泣的把濁氣散洩出去！壓力釋放出去，經絡通暢人就會很舒服。」

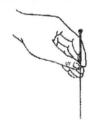

　　第 3 年，病人好不容易勸說不相信中醫的先生來就醫。看國家精英到國外創業很敬佩，只要他們敢針，除了治病外，都會盡量幫忙做全身保健針灸。治療完畢那晚，小倆口在家，一向斯文脾氣好又穩重的先生，突然大怒狂罵摔東西近一小時，而她又像第一次針灸那樣也痛快的哭了近一小時，一個怒一個哭，風雨過後，一片和祥，病人說著說著自己都覺得好笑！說我是不是會變魔術？又問為什麼會這樣？

　　其實真正的原因我也不知道，針灸越多，越對造物者大自然老祖宗產生無限的崇敬和讚嘆。在茫茫醫海裏，人的智慧是如此微不足道！

針灸醫案之三

一位求得善終的母親

　　過年前，一位醫生急電：「溫醫師，你可不可以來家裡幫我媽看病針灸？她喘不過氣了，又不肯上醫院！」這麼急，我正在看診，就說：「你幫她針灸，內關、魚際、中府、勞宮、湧泉、百會都可以止喘。」他立刻回答：「我不敢，媽媽給你看過病，只肯給你看。」碰到至親病急，醫生自己下不了手，晚上9點下班後直奔他家。

　　先把脈，輕按脈洪大而數，稍按脈底空虛，加上喘息抬肩，陰陽相絕離，是危兆。

　　針魚際、內關、中府，喘漸緩，按著內關穴針柄撥針催氣，再撥心包經、心經，並揉按捏胸大肌，喘終於停止，病人立刻就睡去，老人家已喘3天3夜不能睡。走出房間，孫子在外嘻笑玩耍。我沉重告訴這位醫生：「你媽等一下還會再喘，病況危急，這幾天是關卡，過年節也是在過劫過關，如果過不了就走了；過得了也只延一段時間。看能不能挨過元宵節清明節！」臨走提醒他幾個急救方法，其實他知道，只是一心慌，六神無主。

　　95歲老人終於熬不過子女，給送入醫院，檢查是肺積

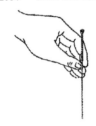

水。抽完水很快又積，積了再抽。老人家很不高興，吵著
要回家。子女「孝心」硬是要求醫生查病因，要搶救治療。
一連串檢查確定是乳癌擴散到肺部，過幾天又檢查到癌細
胞已擴散到骨。這位孝子又打電話來要我出診，說「老媽
本來還能吃一點，現在插滿管子，一直灌藥，老人家很痛
苦，一句話也不肯說，看了很心痛！」我說「你實在很殘忍，
所有檢查對老人家而言都是酷刑，治療藥力這麼強這麼毒，
95歲的人怎麼受得了，簡直是凌遲（台語）。你負得起醫
藥費，但醫療資源有限，把可貴資源留給最需要的人留給
有效的治療也是一種功德。」

　　孝子醫生無奈說：「見死不救是不孝」，我立刻回答：
「你這才是大大不孝，死前掙扎看去很痛苦是假相，靈魂
主元神要脫去人這沉重軀殼是要費一點功夫，說不定如釋
重負般，輕快得像蟬脫殼就可以飛翔。最大孝順是讓老人
家得善終，不要被沒尊嚴的整死！」雖然醫生同意我的看
法，但兄弟不肯還要搶救，他因此受到責難。

　　一天孝子打電話來說老媽一直在生氣，我告訴他「每逢

過節白帖子就特別多，是不是下世投胎也是一群一群的，節氣時候又相約一起回去，告別日多是黃曆吉日，做人這麼痛苦，走脫離世也許是了結日，是節日也是喜日，只是人想不開。菩薩來接引了，你們不放手，老媽當然也不高興。」他突然說：「有道理，回去勸說兄弟」，元宵節後就接到訃文。

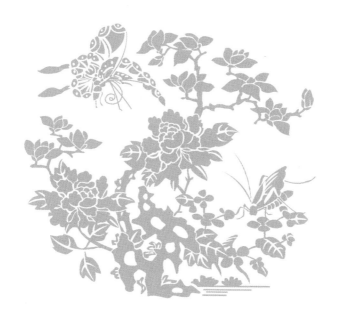

針灸醫案之四

幼兒銘印治療

　　民國 100 年過年期間，到太麻里山上拜訪農莊，主人提到母雞孵蛋，有一次孵 10 顆蛋，只孵出 3 隻小雞，母雞跳出巢要去覓食餵小雞，主人把雞抓回窩繼續孵，先孵出的 3 隻小雞用燈照餵飼料。雞把第一眼見到的人當母親，這叫銘印現象。剩餘蛋全孵出小雞後，這母雞竟然也不認先出生的小雞，餵食只給後生的。

　　很多家長當小兒一生病就急者往西醫送。其實中國早在 4000 年前，甲骨文中就有兒科病狀記載，春秋戰國就有小兒醫，北宋錢乙更是兒科名醫，專職兒科 40 年。小孩怕中藥苦怕針是大人偏見。拿黃連給嬰兒吃，他不會覺得苦。嬰兒八個月大就可接受針灸治療。一旦小兒從小接受中醫銘印治療，長大就不排斥中醫，多了一種治療途徑。

　　有對夫妻，前來診所調養身體一段時間後，赴越南經商。一陣子回來，帶著十一月大的雙胞胎來看病。說是咳嗽、吃不下、排便不順、睡不安穩。媽媽說不想讓小孩從小就接受抗生素毒害，長大會沒藥可治病，而且容易傷心和腎臟，所以想給小孩吃中藥。並問我能不能針灸？婆婆在旁邊

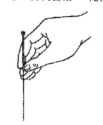

　　不忍心一直說，「小孩子那麼小就針灸，很可憐！」一副心
疼貌。我說，「幼兒是純陽之體，針灸傳經很快，只需幾
針就夠了。小孩根本不知道針會痛，怕痛恐懼的是大人。」
說針就針，爸媽抓著動不停的嬰兒。雙胞胎針完後，哇哇大
哭，肺葉充分伸展，哭聲響亮，充滿診間。哭卻無流淚，所
以不傷氣，大家都笑了！好不熱鬧。

　　媽媽說：「不曾聽到這麼大哭聲，肺活量一定可增加，
好！好！」我說：「中醫認為肺與大腸相表裡，哭過後，
促進腸子蠕動，排便就順暢就吃得下。這下全身大運動，
會睡得香甜！」一家人高高興興離開診所，目送這對有明
智家長看護的幸福孩子離開。

針灸醫案之五

我想交女朋友

　　黑框眼鏡掛在暗沉的臉上，眼神黯然，瘦瘦斯斯文文的，看去很年輕的男生，其實已 33 歲了。要看皮膚病，當他把褲角掀起來的霎那！看見一串串密密麻麻像葡萄似的結節，紮紮實實盤旋在小腿前面的每一寸肌膚，看不到一片完整的皮膚，多數是黑色，其他是豬肝色，有水泡、還有抓過後留下白絲絲的東西纏繞，很嚇人！只能用「慘不忍睹」來形容。

　　從出生，他的小腿就沒有長皮膚，慢慢的長出的皮膚就是一粒粒的，從來沒有一片完好的皮膚。這個病他從小看到大，沒有間斷過，切、割、燒、放血，受各種苦刑也只是癢的症狀時好時壞而已！花了很多錢，下班時間大都在看病養病，也沒有什麼進展。雖然如此，卻不曾放棄過。只要有人介紹醫師就去看，看了一個又一個，訪遍大江南北的名醫！風塵僕僕 33 年了！真叫人鼻酸！

　　門診 3 次後，這是他的敘述：「醫師，我曾經有過很要好的女朋友，感情投入很深了，一旦女朋友看到我的腳，就離我而去！一個接一個，前後已有 3 個了，我變得很自

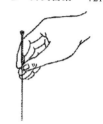

卑，不敢交女朋友。每到夜晚或放假時，多麼希望有個女朋友相依偎共度青春。尤其是夜深人靜時，感到好寂寞！現在有一位女孩對我有好感，我怕再一次受傷害，遲遲不敢接受她的感情！醫師，我真的很想交女朋友！」他落寞哀怨的眼神，久久縈繞在我心海裏，真是「碧海青天夜夜心」！

家族中沒有人得類似的皮膚病，有可能是母親懷孕時抽菸或吃到一些有毒食物造成的，病根很深，很多醫師給了很多的病名。總說是先天帶來，先天屬腎，色黑屬腎；肺主皮毛，脾主肌肉，肝主五色及解毒，心主血脈運行，五臟都牽扯到了！利用五行相生相剋的原理，內服藥，外用藥，針灸三管齊下，配合生活起居飲食。

治病如作戰，每次治療都作記錄，並觀察治療後的反應，再研擬對策。凡物皆有靈性，每次針灸前，先向「針」對話：「你們負有重大使命，派你們去鏟除病源，衝吧！救人去！」講完我開始針，每一針像一發子彈，每一針像一發利箭，刷刷的射出！沒有人的腳像他一樣，針那麼多

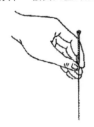

針，身體上下全是針，不計成本的針。心誠則靈，終於皇天不負苦心人，不久之後看到他的臉笑得很開，我告訴他：「還有一段路要走，加油！」默默祝福他早日交到女朋友共此一生！

針灸醫案之六

躲了雷公遇了霹靂

1、前言

　　當診所門一開時，誰都無法知道，今天會有什麼樣的病人求診？會有什麼樣的病要治療？在資訊爆炸的時代，在健保制度下，病人逛醫院，把醫療當作交易，加上健康食品琳瑯滿目，另類療法、民間療法到處充斥。現代人生活忙茫盲，「顧名、顧利、不顧身」，晚睡、外食、速食、人際關係複雜、自然環境惡化，經過如此種種摧殘之下的綜合體，就是每天要面對的病人，100 年 3 萬 6 千日，不在愁中即在病中！固然「天雨雖寬，難潤無根之草」。另一方面儘管醫學浩瀚，其學也無涯，人慾也無涯，「世人為業牽，生死難出離；世人作惡忙，終受惡趣苦；貪著與痴愛，引人入火坑」！即使想仁心仁術，卻也如在汪洋大海中駕一小船一樣，令人茫然！

2、躲了雷公遇了霹靂

　　民國 97 年 11 月 27 日，一位 37 歲的病人，面色慘白的喊肚子痛，已經 2 天了，她說已在西醫看過，已打針、吃止痛藥 3 顆仍然劇痛，熬到下午 3 點門診時間來看診。痛

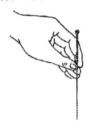

經，心想我還未曾失手過，不慌不忙的拍拍她的肩膀說：「不要緊，等一下子就不痛了。」依鍾永祥老師所傳授的，少婦痛經大部分為血熱，針氣海、關元、瀉三陰交，痛甚加針合谷等穴。果然針下痛止，病人臉上由慘白立即轉起潤色。患者感激又激動之情，如泣如訴，好教人心疼，直嘆老師高明，老祖宗智慧高。

轉身去處理另一位病人，「剛在收心處，邪魔已到來」，說時遲，那時快，病人只止痛15分鐘，又嘶聲哀號的喊痛。心雖急，還能鎮定的再出招，按黃桂全老師治療痛經的針法，針胞宮三穴直刺2分，三陰交穴往上斜1.5寸。病人大叫胞宮三穴好痛，但是肚子痛卻慢慢的緩解了，另外用遠紅外線照腹部。半小時過後，病人說她躺不住了，腰痛死了，肚子好像又要痛起來了，為了便於照顧她，把她移到單人房間，稍事休息。

3、嘈嘈切切錯雜彈

病人開始敘述，4年前，手術生產後，左輸卵管不知為

何阻塞，每次行經，肚子就劇痛，甚而嘔吐、便秘、經量非常多、血塊也多、經色暗、腰酸輾轉不能安臥，月經淋瀝約 15 天左右、小便頻數、不易入眠、冬天手腳冰冷，月經不是 2 至 3 個月來一次，就是一個月來 2 次。每次月經來都要掛急診，西醫診斷為腸痙攣⋯⋯話還沒說完，又大痛起來，每 10 分鐘要大痛一次，好像生產的大痛。

此時其他病人陸陸續續來診，心裡有點慌，一直掛記著小房間的病人。把病人都處理好了之後。心裏祈求上蒼，暫時不要再進來病人，直奔痛經的患者，看她曲捲著身子，呼天搶地，聲聲入耳，面色慘白的一陣又一陣。針灸止不住痛，病人也不肯針了，又不肯去看西醫。病人抓著我的手，哭著說：「溫醫師，你要救我！」唉！「人生過後唯存悔，知識增時轉益疑」，我真的慌了！

在學校上課時，王敏弘老師說過，為醫者是帶天命，領天兵天將，救人害人操之在手！我一股作氣用命令式口吻，直呼：「天兵天將快來幫我救人！」心裏祈求先聖先賢，諸神諸佛菩薩，賜我智慧解除此病人之痛苦。既然她不肯

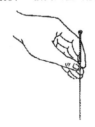

針，就用按摩的。脾統血，肝臟血藏魂，心主血脈，任主胞宮，以這幾條經的脈絡，或按原絡穴或循經重按。經外奇穴獨陰穴治難產、胎衣不下、月經不調，重按之，病人又漸緩解。

　　真的像生產一樣，一陣一陣的痛、一陣一陣的哭泣呻吟，腦中想起法輪功弘傳世界 114 個國家，看學員分享多次談到遇難時誠唸「法輪大法好」，都有意想不到的奇妙。「大醫精誠」，於是我每按一個穴位，專心專注的默唸到忘記觀察病人，猛然才發現，病人已無呻吟聲，靜悄悄的，靜得令人窒息！我嚇了一跳，以為病人昏過去了！嚇得手腳發軟。按額頭是溫的，撫鼻孔有氣息，按脈，弦緊已轉滑微數，推測應該是病人舒服的睡著了，她因痛經已 2 天 2 夜不能睡，此時我才放心的回到診間，處理她一個人整整花了一個多小時，真的一小時內沒有一個病人進來。

4、大珠小珠落玉盤

　　病人安穩睡了一小時左右，確定病人不再痛了，看錶 6

點，3點進來，也磨了一個下午，她先生下班來接她。我開了處方：當歸芍藥散5克、溫經湯4克、桂枝茯苓丸3克、蒲黃1克、五靈脂1克、延胡索1克，1天量，拿6天份。囑咐她，肚子痛時，可以一次服2包，也可2小時服一包，不痛了按一天3次服用。目送病人離去，直嘆人生苦海無邊！

此病人一去了無音訊，直到次年3月7日，病人複診，我問她：「妳這樣久沒來，還好嗎？」她回答：「溫醫師，真的很謝謝你，上次經你治療後，月經正常來了，經量也正常了，最重要是也不痛了，不必掛急診，不必吃止痛藥了，簡直太神奇了！我現在找你是想懷孕，四年不孕，老公因此有外遇，元月有懷孕，因和老公吵架而流產。」

聽完之後，我頗為驚訝！夜裏尋思，那些針法、那些藥方，到底是什麼醫學原理？什麼藥理？什麼針理？把她治好的，是陰陽調和了？還是愛因斯坦質能互換的作用經由按摩穴位平衡了？明慧網2000年6月12日，刊載物理學家菲列茲倫頓說：「精微量子學說顯示出物質上的實體不過是人類的意念造成而已，真正的實體是思想意念。」狄

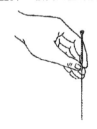

　　布赫格認為：心力比光速更快。大衛・波母也深信心力能掌握和控制更高型態的「真實」型態。

　　有一個實驗：在電子顯微鏡之下，人類的大腦神經細胞，在缺乏氧氣的 2 秒鐘內，釋放出幾粒狀如氣泡的非物質，很快就消失。科學家說：這種神祕的非物質氣泡非常神秘，任何精微的儀器都顯示它並非物質的氣體，而是物質的氣體狀態，任何儀器均無法予以截獲。光譜分析顯示：它並不屬於物質世界的任何一種分子的氣體，它根本就不是一種元素，它是一縷細微的，若有若無的氣體狀奇像，無色、透明、無體。科學對此無法解釋。

　　是不是我的「精誠」也散發出這種神祕的心力物質呢？除了想救她的念力，可以確定以外，怎麼也想不通？她的卵巢阻塞呢？她的腸痙攣呢？還是想不透。想到快失眠了！「海到無邊天作岸」也許是我誠懇無私而純潔的唸「法輪大法好」引起宇宙正的生命的頻率共振。相較起「西醫明明白白的等死，中醫糊里糊塗的活著」那個高明？

5、**結論**

　　儘管現代醫學已非常發達，分子量學、量子醫學、基因學等等都在深入探討人類致病因素。「理愈多而旨愈晦」，臨床上卻常遇到病人身體不適，經過西醫精密儀器檢查，指數都正常，查不出病因。最後歸責病人自律神經失調或勸病人轉診精神科，也難不成「醫病醫心難醫命」。

　　實際上，我們對人體的瞭解如滄海一粟，還非常淺薄。「一葉障目，不見泰山」。對於分子層以下的電子、原子、中子、夸克、中微子層微觀粒子病兆的探測，有如仰望夜空的星辰，遙不可及。古代醫家張仲景、華佗、扁鵲、孫思邈等等都有治病的「神蹟」。是否給後人啟示，「醫者，意也」。他們共有的修身養性特點，到了極高層次就可以出神入化，可以調動微觀下的物質達到陰陽內外的平衡，突破物質表徵的迷思，先賢的神跡，是否有真正珍貴的東西，我們把他遺失了或忽略了？而只鑽研在藥理方劑經驗的摸索而已。

針灸醫案之七

越減越肥

　　有位在中部上大學的女生，讀了 4 年也玩了 4 年，熬夜加宵夜，體型走了樣。身高 154 公分，體重竟達 64 公斤，即將畢業，要回南部工作，怕人笑又怕影響就業，決定要減肥。

　　這女孩痛下決心，每天至少跑 5000 公尺，花一個半小時，不論颱風下雨，天冷或天熱；連續跑了一個月未曾間斷，而且三餐吃得少，也不吃甜點、宵夜了。看病人堅毅的眼神敘述她的減肥過程，心想這小女子真令人佩服，毅力可嘉。說完，剛才明亮的眼神，一下子黯淡了起來，低著頭，抿著嘴說：「醫師，為什麼我這麼努力，不但體重沒減輕，反而增加了一公斤半？」好委屈的表情，真叫人心疼。我也很驚訝，想抽絲剝繭找出原因：

　　「妳有沒有熬夜？」

　　「最近盡量不熬夜了。」

　　「有沒有常吃煎炸漢堡之類的食物？」

　　「不敢吃了。」

　　「有沒有常喝冰水飲料？」

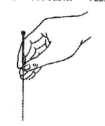

「比平常減少很多了，只有跑步時喝很多。熱加上口渴，所以就拼命喝，想可以促進代謝。」

找到了，問題就出在這一冰飲料。

「當妳喝冰飲料時，根據董氏基金會發表的研究，喝一瓶冰碳酸飲料，免疫系統有 1/3 會暫時癱瘓。人體細胞平均要 37 度以上才能進行生化功能，冰水下肚，細胞都被凍僵了。人體自救工程要調動其他能量熱量來讓冰凍的細胞回溫，被調動的脂肪會優先儲放皮下保溫，久而久之，就造成脂肪堆積。而在細胞被凍僵的時間，許多代謝停滯，造成一種暫時性的『虛』，虛了就會胖，因為該排出去的沒力排出去。」

她聽了眼睛睜得好亮。再切脈，四診合參。

「所以妳喉嚨常有卡卡的痰。」

「對對！」

「妳的腸子濕氣太重，大便黏黏的，常排不乾淨！」

「對對對！」

「毒素沒排出，皮膚代謝不好，就長痘痘，吃冰後更難

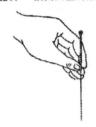

好。」

「難怪我的痘痘一直好不了！」

「冰的吃太多，子宮太寒，月經來時經血排不暢，就會肚子痛，有時還有白帶。」

「哦！原來如此，我不知道喝冰飲料會造成那麼多問題，如能早一點認識醫生，就不會那麼冤枉了。」

病人說要搬回南部住了，會徹底的改變飲食習慣，高興的向我道別。知識就是力量，人說千金難買早知道，後悔沒有特效藥，即知即行，預料做事有決心的她瘦身療效指日可待。

針灸醫案之八

一位怕針灸的壯漢

　　民國100年大年初三到台東初鹿義診，一位176公分壯漢，穿拖鞋走進來，說他右肩頸痛，右腿酸痛要看病，剛一坐下來，一看我手裡拿著針，說他怕針，像逃命似的奪門而出，大家看到都笑了。

　　半小時後，他又回來了，問可不可以拿藥，他已經酸痛好幾個月了，吃藥都吃不好。我說：「你要不要試試針灸？針灸可以治療藥物到不了的地方。」他滿臉苦楚，猶豫很久，鄰居已在旁邊針灸，一直跟他說：「溫醫師針灸不會痛啦！」一位老先生用台語直言：「人那大長，怕小隻針，見笑！」其他人也你一句我一句在旁敲邊鼓。

　　我說：「不然你試一針，保證不痛，如果會痛，我們就停下來，好不好？針灸是走氣的，你愈接受它就愈不痛。老祖宗幾千年智慧寶藏，你都不曾享用過，太可惜了！」他勉為其難點點頭，仍然滿臉恐懼，像待宰羔羊，直問會不會痛。為了讓他不感覺痛，我用五分針快速進針頭頂百會穴，話還沒講完我就針好了。這是我一貫破除針灸心裡障礙的招數，只要一旦解除恐懼感，就容易接受針灸了。

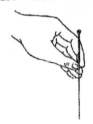

　　我問他會不會痛，他說：「針好了嗎？就這樣？」「對，就這樣而已，大部分人還沒針灸就恐懼，是心理作用，其實沒這麼痛，要不要繼續針？你疼痛馬上就可緩解。」他很不好意思笑了笑，點點頭，放鬆下來讓我針。

　　全部針完，他告訴我：「頸部的針像我做土水時在鑽牆的感覺，很奇怪哦！」不一會兒，嗓門很大的他大叫：「醫生啊！醫生啊！」我以為他要暈針了，急忙趕去，接著他說：「氣走到大腿了，又在鑽牆了！」用台語形容針灸傳感，真的很傳神，在場的人都笑了！要走之前，他跑來想向我一鞠躬，道謝說：「沒想到針灸這麼享受，針完全身舒暢！」

　　「對啊！針灸把全身的氣調整後，內在深層氣血調和，那種舒服是所有運動都沒辦法達到的。台中有個女經理，十分能幹，每個禮拜都要 SPA 、三溫暖，請人按摩，紓解壓力，花很多錢，很多時間。效果只有一時，一次針灸後全身舒暢，感覺針灸效果好多了，就不再去按摩了，定期用針灸保養身體，精神體力一直保持充沛。恭喜你，多了一種治療途徑。」他揮揮手說：「要趕快回去叫人來針灸！」

望著他身影，臨床觀察到愈純樸的人，針灸效果愈好，愈能達到天人相應，進而天人合一境界！是不是天公疼憨人？

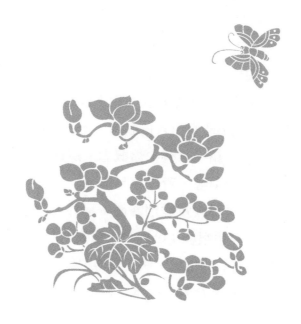

針灸醫案之九

眼皮抽搐十七年

　　民國 100 年過年期間在台東關山義診，來了一位回台探親的美國華僑，左眼抽搐不停，病人敘述已 17 年了。曾經考慮開刀，見手術失敗的例子，不敢輕易嘗試。在美國中西醫和針灸都看了很多年，成效不大，只是偶爾症狀減輕。

　　病人上下眼皮不自主抽動，情緒緊張或激動，失眠及太勞累時會加重。嚴重時眼睛睜不開，伴有頭暈、面麻，躺下來睡覺時是眼皮唯一安靜、眼皮不抽動的時間。因為病程太久，經絡失養，眼肌呈現萎縮，使左眼明顯比右眼小。我告訴她，中醫稱為「筋急、瘲瘲。」由於眼睛抽動不停，左側魚尾紋深，愛美的她開始因面貌走樣還一度得憂鬱症。

　　下針時，病人都能說出穴位名稱，令我驚訝！原來她久病自行研究中醫文籍，略有中醫概念。這樣的病人通常有二種現象，一是懂中醫，所以容易溝通，很上道的人就是內行看門道，很懂得欣賞鑑別醫術；另外是半桶水，對治療多有疑問，意見也很多；她屬第一種人。

　　下針後馬上有針的傳感，病人覺得很新奇很興奮，從內庭、足三里、太衝、合谷、曲池，針到風池等穴，觀察病

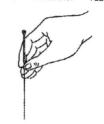

人都能承受，就加強刺激量，眼部由攢竹穴往眉毛橫刺一寸半，再針絲竹空穴往眉頭方向橫刺。又針瞳子髎、四白，最後針下關穴。針完，眼肌抽動停止，病人高興得熱淚滿眶，第一次感到沒被鞭子抽的苦，是那麼的舒服。我心疼又不捨的跟她說：「等下出針後，眼皮還會恢復抽搐。」

接著病人每天跟著義診地點，從關山、海端、初鹿到鹿野，每一站都跟著去針灸，病人病情明顯好轉，抽動停止時間拉長，這是她不敢想像的。義診完，我要回到山的另一邊上班了。沒想到病人追到診所附近租房子，向公司請假一個月，繼續療程，平常治療連續 10 天要休息 5 天再進行第二療程，病人情況特殊，只好每天針，但每天選不同穴位，避免同一穴位過度刺激。

治療重點在脾肝腎三條經，眼皮屬肌肉歸脾管。肝開竅於目，而肝又主筋主風，筋急與瘜瘲都與肝有關。氣血之虛又與脾肝經有關，久病及腎，病人面暗沉，也是病程的徵兆。治法益氣活血，通絡祛風，配合服水煎藥。

病人說台灣人真有福，看病真便宜，在美國針灸一次要

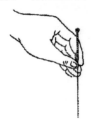

花新台幣 2、3 仟元。假期結束了，病人變得開朗有說有笑，但眼肌抽搐未痊癒，而病人卻很滿意，因為抽動次數減少很多，甚至可以半天都沒抽動，左眼看起來也變大一些，她高興的和我們擁抱揮別。

針灸醫案之十

長高三十二公分

　　國中二年級男生身高 155 公分，酷愛籃球，想長到 170 公分，家族有人個子矮，很擔心自己長不高，十分認真的，不需父母的敦促就自己騎腳踏車來針灸。

　　看診時和男孩約法三章，要長高就要配合三件事：

　　「第一，不能喝冰飲料吃冰品。」男孩聽了眉頭皺得緊緊的，他每天至少要喝 2 杯以上冰飲料。「吃冰飲料，尤其空腹時喝碳酸飲料鈣質容易流失，而且大量的飲料會稀釋胃液，還會造成血管受寒而收縮，吸收率下降，影響消化吸收，長高的營養物質不足，會影響骨的緻密度，還有冰品會遏抑生長的氣機，阻礙經絡的條暢，那你想長高，可不可以就忍耐 3 個月不吃冰品？」男孩終於點頭了。他真的 3 個月都沒喝冰飲料。

　　「第二要早睡，生長激素是熟睡後 2 小時才開始分泌，凌晨 4 點收工，越早睡分泌越多，假如 10 點睡，馬上睡著，12 點到 4 點分泌 4 個小時，9 點睡就分泌 5 個小時，11 點睡分泌 3 小時，這樣你懂嗎？」男孩點點頭，一向熬夜的他真的 10 點以前上床睡覺。

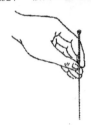

「第三，每天跳繩 200 下或投籃 200 下。」男孩馬上高興的說：「這沒問題。」

針灸的主穴是頂天的百會和立地的湧泉穴。因為體瘦，加足三里穴增強吸收能力及腿的勁力，為增加腿的彈跳力加陽陵泉穴，因鼻子過敏，加風池、曲池、合谷穴。急切想長高的心，使他針灸很勇敢，吭都不吭一聲。請他媽媽有空用枸杞或辣椒頭或九層塔頭燉排骨當作藥膳。

他媽形容兒子好像在「吹風」（台語），褲子很快就太短了，一個暑假 2 個月長了 20 公分很驚人！開學後，針灸次數減少很多，後來功課忙也就停針了，可是針灸的效果仍在發效，一直在長，長到高一時量 187.5 公分。比他的願望 170 多了 17.5 公分。

本案較特殊，重點是他父母身高還算高，加上正遇上生長期，如虎添翼，病人又很配合治療，天時地利人和共奏功，所以療效驚人。

針灸醫案之十一

抽菸少女

穿著低胸露肩緊身上衣的少女，咳不停，頭髮散亂，手指、臂、背紋身，指甲、腳趾甲，彩著不同色彩的指甲油，23 歲，一天抽菸至少一包半。由姐姐帶來，進診間就怒罵她：「叫妳戒菸妳不戒。」

經過四診合參，診察身體後，凝望她很久，尤其是對著她的眼睛。中醫說目為肝竅，肝藏魂，眼睛為靈魂之窗。我一方面對著她的「眼神」發出念力：「我要救妳。」一方面讓病人感受到我的真誠，另方面讓她感到她的問題不小。醫病先醫心。

拿起鏡子叫病人看：「妳看看！妳的五官長得很美，正是含苞花朵綻放的青春年華，妳看妳臉上皮膚毛細孔那麼粗，精力最旺盛的時候，妳的瞳仁黯淡，眼白混濁！眼角細細血絲。」

說到此，我嘆了嘆氣。

「唉！妳媽媽看了一定很心疼！妳知道為什麼會這樣嗎？」

她搖搖頭！「因為妳抽菸抽得太兇了！」

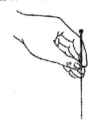

　　她一副不在乎的樣子！「中醫說肺主皮毛，皮膚和肺的關係密切，妳抽菸，菸把肺薰得髒了，氣血無法順利交換，送出去的血不乾淨，又難順利到達妳皮膚表層，所以妳皮膚不但毛細孔粗，小粒小粒的痘和粉刺很多，整個臉黯淡而沒有光澤，妳也很晚睡對不對？」

　　她點點頭表情開始認真起來！「妳再這樣下去會老得很快，30 歲人家就會叫妳歐巴桑了。」

　　她的眼睛有反應了，睜得大大的。

　　我拿用真人拍攝的肺和肺癌的相片給她看，「妳看，妳以前的肺那麼漂亮，這是妳未來的肺，黑黑的，會讓妳求生不得求死不能，平常的煙囪我們還可以打掃，妳的肺薰黑了就沒法清理了。」

　　她的表情開始嚴肅起來。

　　「妳的咳嗽很難好，菸是刺激物，一直刺激呼吸道，咳嗽怎麼會好？胸部要保暖，才不容易受風寒。室內溫度 18℃，室外只有 13℃左右，妳穿得那麼露，妳看妳沒擦指甲油的指甲，上白下紫，手那麼冰冷，內外夾攻，內憂外患，

再好的藥也治不好！」

　　針灸針治咳嗽的液門、風池、曲池、足三里等穴。當針肺經右手尺澤穴時，病人喊痛：「妳知道為什麼會痛嗎？右邊反應人氣分的狀況，菸把妳的肺薰得臭氣彌漫，啟動經絡的氣過不了，所以才會痛。」

　　我輕拍她的肩，安撫一下。「醫生，我戒菸後這些都會改善嗎？」打鐵趁熱我握著她的手點點頭說：「加油！我幫妳針戒菸穴。妳每天按位於陽谿與列缺穴中點處的戒菸穴、合谷穴和足三里穴，還有安神的神門穴，很快就可戒掉菸。」她姐姐在旁聽了熱淚滿眶！

針灸醫案之十二

是僧還是魔

龐大身軀，179 公分，122 公斤，穿著僧服，走路喘氣，要治療皮膚紅腫癢。45 歲的出家師父，病症很多：頭整天脹脹的，頭頂痛已 6 年了，身體很熱、全身上下一直在留汗、胸悶，說沒二句就喘吁吁的，臉一陣青一陣白。說他到處講經，常體力不支。先幫病人補氣，用針灸最快，可是針灸床對他來說太小了，只好坐著針，其實椅子也窄了點，沒辦法也只能將就。

第一次針灸，每下一針，針柄就自行左右搖動近 10 分鐘才停下來。從來沒遇到這情況，真是丈二金剛摸不著頭，搞不清楚發生了什麼事？全部下針完，病人感到全身舒暢，胸口也開了！而我卻天眩地轉，胸口緊悶有如著魔！

第 2 天看見師父進門，我就毛骨悚然，醫生不能無理由拒絕病人，於是硬著頭皮，從頭部百會、風池、曲池、合谷等穴，一路往下針，血海、陽陵泉、三陰交、足三里和太衝等穴，正在高興針柄沒有抖動。10 分鐘後更恐怖的事發生了；他那好大的肚子裏像蛇形的波動，從上腹快速呈圓形繞到下腹，來回一直繞。有時蛇形好像要跳出肚皮，

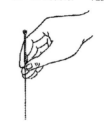

把肚子都撐出蛇形來。一陣子後又變形像狗似的動物在他肚子裏跳，肚子一上一下的跳動。病人的眼睛緊閉，臉一陣鐵青一陣白，一直冒冷汗，前後歷時 20 餘分鐘，我愣住了！驚呆了！束手無策。

這到底是怎麼回事？這位師父是僧是鬼是魔？不敢問他本人。到處去請教其他醫生，結果沒有人碰過這種情形，也說不出什麼原因，最後問到佛門師父，猜可能是有附體纏身。天啊！陰界的事怎麼惹得起，自己功力也不夠，每次幫他下針完，自己就像生一場大病，想告訴他另請高明，偏偏他的身體狀況卻明顯好轉。

第 3 次來，每下一針默唸一句「法輪大法好」，請法輪界諸神佛菩薩加持！全部下針完，沒有任何事情發生，正高興！說時遲那時快，師父全身在抖動，好像廟會乩童的「起乩」。不是微動，而是激烈的抖動。師父還是緊閉雙眼，我可是嚇得手腳發軟，看呆了！不知道會發生什麼事？也不知如何是好？還好 5 分鐘後就停下來了。

第 4 次來診，趕快幫病人先針頭頂八卦針鎮邪，再針其

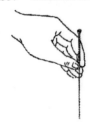

他穴，還是心裡一直唸法輪大法好。然後如臨大敵的觀察病人，謝天謝地，此次終於沒出狀況，針完師父還呼呼大睡。很奇怪的事，只要他到場，病人就減少，或都已離去，常常只剩他一個人。

經過治療一段時間，只做身體機能的調整，沒有刻意減肥，3個月體重減了5公斤，後3個月更驚人，減了13公斤，半年減了18公斤，師父身體和步伐都輕快多了，精神也好很多，又到處去講經了。

針灸醫案之十三

腰椎間盤突出的外國人

　　多明尼加商人對台灣友人訴苦：腰痛麻至腳，久站久坐或咳嗽，甚至排便都很痛。準備競選省長，醫生說他的病不會好，病痛會跟他一輩子，如果開刀要冒風險，很是苦惱。他才47歲，人生正值壯年，事業正起飛。台灣朋友來電查詢此病是否可治？我說要看實際片子，如果是腰椎間盤沾黏或突出或長骨刺所引起的問題可以治療，但也須要一段時間。

　　有一天，熱心的台灣友人打電話來，說他邀請這位病人專程來台治療半個月。等病人到達時，扣除行程，只剩12天，天啊！這簡直是不可能的任務。病人飛了22小時，還在時差的反應中就直奔診所。身高185公分，又壯又黑，講西班牙語，英文不怎麼靈光，只好比手劃腳！他的台灣朋友幫忙翻譯。看了X光片，腰椎第四第五椎間隙變窄，椎間盤突出。病人形容左下腰臀，左大腿後外側、左小腿外側、一直痛麻到左大拇趾。病人從未接觸過中醫，更不用說是針灸了。第一針百會穴，先提神，病人覺得好奇，看那針小小支的還感到很好玩！

　　舟車勞頓後，針灸手法應輕刺激。但看他體壯，不怕針，

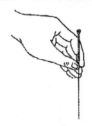

　　時間又緊，就開始下針，手法採用中度刺激漸增到重度刺激。使用遠端療法，針天宗、崑崙和懸鐘等穴；再針理筋的腎俞、大腸俞、環跳、秩邊和陽陵泉等穴。剛才傻笑的臉一下變得眉頭緊皺。針30分鐘後出針，並在委中穴放血。每天選不同穴位治療，還加了曲池、風池、合谷、中渚、後谿、承山、風市、關元俞和太衝等穴。有時在腎俞穴上使用針上灸法。配合內服科學中藥和水煎藥。

　　4天後，病人腰已不那麼緊了，痛感減輕很多。第5天來診，表示很怕針，用手比請我針數少一點，手法刺激輕一點。朋友勸他要忍耐，路途遙遠，時間有限，車資不少，暗示我不必手下留情，治病要緊，最後也由不得他了！

　　第8天，腰腿就完全不痛不酸不麻了。時間飛快，最後一天給他帶回傷痛貼布和科學中藥一個月份，以鞏固療效。病人感激再三，表示不用開刀而可治癒覺得不可思議！半年後和一年後，台灣朋友都來電轉達病人的謝意，說他回國後一直狀況良好，他的醫生覺得驚訝稱為神蹟，其實台灣的中醫師都會治。算是文化外交宣揚國粹的美事一樁。

針灸醫案之十四

火紅欲破的臉

　　每次來診就要哭訴她的病情：15 年了，不能接近有熱源的環境，只要接近火爐、日光燈、太陽甚至是電腦電視發出的光，或是人多的地方，臉就會紅燙到想去撞牆，有時也莫名的發熱，一旦發熱就很難退，幾乎一整天都無法消去。晚上熱到不能入睡，要一直噴冰水。一到冬天身體四肢冰冷，臉卻熱燙到要用 2 台電扇吹，四處求醫無效，服類固醇病情還是越來越嚴重。正是花樣年華 25 歲，卻是那兒也不能去，自覺沒臉見人！

　　所發熱的部位在兩頰，多為陽明經所經過。先引熱下行，針內庭、合谷和足三里等穴；為泄血熱並解西藥餘毒，針血海、曲池和三陰交穴；情緒煩躁，針太衝和印堂穴。下針完，臉紅退一半，出針後臉紅全退，病人問：

　　「我是不是在作夢？不要讓我夢醒。」

　　「可能只維持半天，妳還會熱起來，隨著針灸次數增加，療效會跟著增長！還要調理全身才能根本治療！」我回答。

　　第 2 天，進門就質問我：「怎麼沒比較好？我的病是不

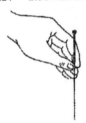

是沒救了？」咄咄逼人。火紅欲破的臉，冰冷的手，上熱下寒，應引火歸元（丹田），加針太谿和大鐘穴。症狀有緩解，臉熱時間有縮短，還是時常發作。特將此案去請教學長，前輩建議從君火下手，心為君主之宮，心火上炎，臉也會發熱，針了神門和內關穴，甚至在耳尖和大椎穴放血，果然有比較明顯改善，但是病人還是抱怨連連。

　　病情很不穩定，一發熱就跑來質問哭訴。這天，日本發生大地震海嘯傷亡慘重！我安慰她：

　　「妳 15 年的病，治療須要過程，妳還有健康的手腳，還可以坐在這抱怨，妳看那些日本人連跟親人說再見的機會都沒有！」

　　她竟然回答：「我很羨慕他們，如果是我死了就好！」

　　有一次安慰她：「妳已經很幸運了，比起那些得癌症病人，求生不得，求死不能！」

　　她翹著嘴怒吼：「我寧可得癌症，也不要臉熱。」

　　「妳真是不知輕重死活，妳只是臉熱而已！」

　　「你們都不瞭解我的痛苦！醫生，你如果沒有把我治

好，我會跳樓自殺，別以為我不敢！」

好小子竟然威脅恐嚇起來，想著扁鵲他有 6 種人不治，她就屬於第一種人「驕恣不論於理」，也就是不講道理特別任性的人。沒有一次門診不罵人。痛恨朋友不關心她，恨父母對她不好，恨老天對她不公，恨她的臉 ...。

第 2 天，「小子，妳聽好，妳的病是妳自己製造出來的，根本病因只有一種，那就是妳心裏充滿恨，怒火上燒，造成臉熱，妳把臉熱無限擴大，只顧自己，妳用臉熱來懲罰父母，逃避責任，妳嘴裏從沒說出一句好話，妳說出的話都在散發黑氣，妳的場都是濃濃的黑濁氣，無藥可救也不值得救！沒人能救得了妳，以後也不必來了！」她傻眼了！「除非妳痛下決心，痛改前非，心存感激，來診不准再講一句抱怨罵人的話，講了我就趕妳出去！」

本來每天來針灸，突然一個禮拜沒來，心想會不會自殺去了？越任性的人，其實內心深處越是懦弱脆弱，不然 15 年了要發生早就發生了。果然她出現了！把所有醫理醫論全放一旁，也不管她的臉，治療重點全部在調心結解鬱。

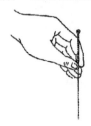

加重針勞宮、湧泉、神門、神庭和大陵等穴。她的臉有大幅度的改善，有時一星期只發作 2 至 3 次，即使發作，熱度輕，很快就退去，真的是「相由心生」！醫病醫心！

針灸醫案之十五

耳膜破流水

　　診間走進一位慈祥年高 80 歲的爺爺，站在診間門口雙手合十鞠躬說：「溫醫師你好！」每次來診離去，都那麼彬彬有禮，還真有點承受不起長輩的鞠躬。抬頭一看，他的眼袋大得像眼睛吊著一個小水袋，正用衛生紙擦耳朵，說是耳膜破了在流水。

　　由當教授的女兒陳述：「在教學醫院治療近 2 個月未好轉，主治醫師說要開刀才能解決問題。老人家怕開刀，所以想用中醫治療試試看。自從耳朵流水，聽力快速下降，重聽很嚴重。」把脈時病人手很冷，舌頭口水很多，怕冷，走路微喘，頻尿。不知是原本體質就那麼寒？還是服抗生素太多而把身體寒化了？

　　中醫認為耳為為腎竅，腎開竅於耳，五行水屬腎，腎主水液代謝，肝腎同源，肝竅於目，耳目要同治。脾主肌肉，眼胞屬脾，脾又主濕的運化；肺主氣，主肅降治節，肺氣不足，使肺金不生腎水造成腎氣不足，加上老人腎氣正衰，水的敷布出現失衡。

　　針灸用藥都朝肺脾腎經著手。改善頭部循環用百會、風

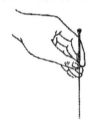

池、頭維、角孫等穴。促進耳道循環用中渚、內庭、聽宮、聽會、耳門、翳風、少海、迎香等穴。促進眼周循環用攢竹、承泣、睛明、足臨泣、養老、三間等穴。加強肺氣功能用內關、魚際、列缺、合谷等穴。健脾利濕用三陰交、陰陵泉、足三里、水分等穴。每次選不同穴位，依病人當時身體狀況再調整，針感都是輕刺激，怕老人家承受不住。病人很配合，飲食上減少攝取寒性食物和水果。

至於耳膜破，只要把身體相關機能調理好，各自就位，人體有自我修護的功能。10 天後，耳流水的量和次數減少，一個月又 21 天後耳朵完全停止流水，眼袋也小很多。聽力跟著恢復，去西醫檢查，耳膜破損已修復，醫生百思不解。

另一位 42 歲男士，因耳流水，耳塞得難受，耳鳴聲大到不能入睡，耳近聾而住院，服西藥後全身倦怠無力。因為工作繁重，希望我能用較快速的方法治療。通常老人氣血虛，針灸都不敢用重劑量。應這位壯士要求用強刺激，服藥針灸後，當晚，天旋地轉不能站立，十分難受，藥的冥眩和針後餘效一起發作，一陣暴風雨過後，睡一覺，第 2

天耳朵所有症狀竟然全部消失，聽力檢查一切正常。老祖宗太厲害了，自己也嚇了一跳。

針灸醫案之十六

生殖器受寒硬如石頭

　　平時不出診，但藥商姪女從美國回來，痛經痛到冒冷汗嘔吐、哀號、全身無力、無法行走，只好請我去針灸。搞定後，回診間，42 歲的男性病人，面色慘白，額頭大顆大顆冷汗一直冒，直喊：「醫生救我，痛死了！趕快救我，我快死了！」

　　什麼病那麼嚴重？剛坐下來，病人氣喘如牛，片刻都不能忍的表情，還沒說病情就直問：『我是不是要去掛急診？』可是他又想先給我看，因為他已吃過消炎止痛藥了，沒效。

　　「你先告訴我那裏痛？」

　　他指著生殖器說：「從睪丸到陰莖整個腫，硬得像石頭一樣，不能碰，一碰就劇痛。」

　　近乎哭訴的又問：「要不要去掛急診？」

　　我說：「你給我 5 分鐘。」

　　肝經環繞陰器，首先針肝經的大敦、太衝穴和相表裡的膽經陽陵泉穴，筋會陽陵泉，生殖器的伸縮也是筋的一種表現。病人不但頭冷，四肢像冰一樣，脾主肌肉。再針有關腸胃的隱白、足三里、內關和中脘等穴。生殖器也屬腎，

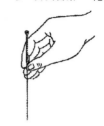

病人照著紅外線，還一直喊冷，最後補命門相火，針關元、氣海穴，全部用補法行針。

病人問：「是不是疝氣？」我檢查腸未墜入睪丸，判定不是疝氣。下針完畢，他慘白的臉有所好轉！知道有救了，我很自信的說：「放心，等下你就會正常了！」過了一會兒他慌亂的問；「我怎感覺不到生殖器？還在不在？」真不敢相信！原來是生殖器軟下來了，但還未完全正常，此時離下完針才 3 分鐘；心底真是感恩敬崇老祖宗的智慧！他滿臉感激的直說：「謝謝，太感謝了！」話說完一放鬆馬上就睡著了，想他一定是折騰了整晚沒睡！

平常針灸行氣走全身經絡一圈約 28 分鐘，所以病人都針 30 分鐘就出針，時間到了他還在打呼，特例讓他睡到醒，這一睡就睡了一個半小時。猛然醒來說他忘了打電話給他老婆，請小姐通知轉告他已平安，電話那頭傳來哭聲，妻子到處找他，擔心他出事，急得一直哭。

他開始敘述事情經過：「寒流來，家裏大掃除，穿著短褲洗門窗滿身大汗，衣物噴濕了繼續清潔直到工作完畢。

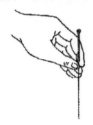

當晚睪丸先腫，接著陰莖也跟著腫痛，不能尿，也難排便，直冒冷汗，濕了2件衣服。早晨老婆煮南瓜湯，喝了一碗後突然變得更厲害，生殖器由腫變硬，連走路都不順。腹痛到挺不起腰，一直嘔吐。先在西醫診所吃消炎止痛藥無效，如坐針氈，熬到下午門診時間，偏遇醫師你出診。一直猶疑要不要去大醫院掛急診，沒想到幾支針治急症。竟這麼快！如果到西醫那裏一定會被一連串檢查整慘！」

我告訴他：「老祖宗幾千年的智慧結晶，是後代子孫的寶藏，我們要好好珍惜。天寒水冷，你衣著單薄，肝經受寒，寒積生殖器散不出去，而且晚上氣溫又下降，到了膽肝經晚上11點到3點的循行時間就大舉發作。才會一發不可收拾，產生那麼嚴重後果。以後天冷大掃除要注意保暖，衣服濕了要趕快換！喝點熱湯。」病人說以後不敢了，此時老婆也到了，把他接回去了。

針灸醫案之十七

天天打嗝不停

　　高高壯壯的男士 51 歲，從進門掛號侯診到看診，就聽到他一直在打嗝，聲音還很大，病人陳述：「打嗝已半年，最近 2 個月越來越嚴重，晚上根本無法睡覺。」講話一直被打嗝中斷。「兒子是西醫師，自己是西藥中盤商，所有的檢查都正常，所有各大醫院有名的中西醫師都看過，一直不見起色，而且越來越厲害！」他表情落寞的說。

　　打嗝是橫膈膜肌痙攣性收縮，為什麼會痙攣？中醫認為是胃氣逆，但是他的肝脈弦緊，應該和他的情緒有關，屬肝木剋胃土，腸胃是情緒的觀測站。我問：「是否壓力大或家中有重大變故嗎？」他答：「沒有啊！事業順利，只是小兒子讀書的問題，但也不致於造成大壓力。」事業有成的達人，通常不會承認自己有壓力過度承載的問題，當身體出現警報了，還認為自己是無敵鐵金鋼。

　　針灸以疏肝氣平胃氣為主，針太衝、足三里、內關、合谷、上脘、中脘、下脘和梁門等穴。其中內關穴強刺激，中脘穴針上灸，因為西藥抗生素都屬涼性，所以在針頭上放艾粒灸以祛寒。最後針天突穴，要順著氣管往胸骨直刺，病人

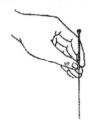

害怕不敢針，我安慰他：「這一穴是治打嗝特效穴，你放心，如果會怎樣，我比你還擔心。」說完才肯讓我針。下完針打嗝的頻率一直減緩，10 分鐘後停止。看得出他滿臉的喜悅。

出針後，教他常按內關、翳風和攢竹穴，每穴每次至少按 5 分鐘，囑他少吃發性食物：豆類、韭菜、香菇、牛肉、麵包、蛋糕和冰品，吃飯速度慢一點，最好不要一邊吃一邊講話。通常較嚴重病情會建議病人，連續 10 天作針灸治療，效果好又可縮短療程。

第 2 天他滿面笑容，進診間就豎起大姆指說：「醫師！你真厲害！打嗝好很多了！」

「不是我厲害！是老祖宗厲害！我只是很誠懇的治病，可能是心誠則靈吧！」

這次加針百會、印堂和內庭穴。第 3 天，病人來說：「昨晚都沒有打嗝，好好的睡了一覺，真是舒服極了！現在只偶爾打嗝，因為要出國旅遊，無法再來針灸。」回國後他說完全不打嗝了，想鞏固療效繼續保養，並說兒子的事想開了！

針灸醫案之十八
眼睛被棒球打傷出血

　　帶著墨鏡，43 歲的男病患，開了一小時高速公路的車程，到達時，摘下眼鏡，一看右眼腫大，眼睛難睜開，輕撥眼皮，整個眼睛全黑，找不到一絲空白！當然，右眼根本什麼都看不到，劇痛，頭也痛。我第一句話就說：「你那麼大膽，沒有人作陪，自己開車來，很危險！」

　　「醫生，可不可以讓我快點好，我 10 天後要去大陸，這樣的臉象談生意很難看。眼睛是被兒子打棒球打到的，打中時一陣天昏地旋，血從眼角像水一樣一直流下，西醫消炎止痛藥吃了 3 天了，沒什麼進展，有沒有快一點的方法？」

　　「這麼嚴重 10 天要好有點困難，我盡力就是，出遠門前遇到這樣的事，恐怕老天想告訴你什麼？」雖然他是我多年很熟的病人，我不敢直說這可能是不祥之兆，最好慎重考慮，最後我還是把話吞進去。

　　學生時代，老師說醫生是帶天命來救人的，所以老天時不時就來考試一下，今天又來抽考了。第一次碰到這麼嚴重的眼睛出血，沒時間心慌，也沒時間猶疑，三稜針拿著

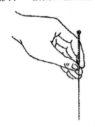

開始放血。

平常針灸放血前都要先問病人有沒有吃飯，會不會肚子餓，怕他們暈針或針後會很累，眼前的病人，問也來不及了。先放右耳尖，離眼睛最近，為氣滯血瘀找出口，在耳後尋找怒張的脈絡，點刺放血。一邊放血，一邊觀察病人的臉色，如果還可以承受就繼續放血，從至陰、攢竹、陷谷、絲竹空、瞳子髎，太陽等穴，再針合谷、睛明、上星、養老、光明、目窗和太衝等穴。

病人想快點好的心情急切，而表現出超強的忍受力。臨床上也觀察到越有強烈治病意願的患者，治療效果越好。意志力也是治病的特效藥。針一小時後眼睛全黑的症狀有點鬆動，少部分轉成紫色，有的變成深紅。

開了內服藥 2 種，活血排瘀血和消腫止痛藥，都是大劑量，因為病情太嚴重了，所以 2 小時服一包，2 種藥交替服 3 天再換藥。連續每天選不同穴位針灸放血，3 天後眼白轉深紅，瘀血未退。囑病人不可喝冷飲吃冰品，禁食酒、咖啡、燒烤煎辛辣食物、牛、羊、鵝、鴨等發物，多吃木耳、海帶、

蓮藕、山楂、荷葉，每天泡菊花桑葉茶喝，不可熬夜。

14 天後，眼睛黑瘀全退，腫全消但眼周圍色澤仍暗，白睛還有血絲。正眼下稍有薄血斑，視力恢復正常。事後知道他在大陸經商很不順利。

針灸醫案之十九

算自己的命

　　一位 63 歲退休的單身國文女教師，瘦瘦乾乾的。她講話時用字遣詞非常得體，流暢，有時妙語如珠，很健談，也很愛說話。每次門診，如果沒有其他病人，話匣子一打開就停不了，而且表情豐富，唱作俱佳。

　　她說她會給人算命，很準哦！每次好心要幫我算，我都婉拒了。有一天她忍不住了，非得幫我算，因為開業執照上那些資料都有，不算手癢。於是她用四個字接四個字的成語，說出我的命運，大概是賺的錢留不住，勞祿命等，反正都是不好的，我也沒仔細聽。

　　女老師是因月經來不停而就診，細問才知，其實原本她的月經已經停了，但聽說月經停了容易衰老，有月經才表示青春，於是去打荷爾蒙，讓月經再來。我聽了又氣又好笑。

　　去注射荷爾蒙後，果然月經來了，但是「亂來」，不是一個月來幾次停不了，就是幾個月來一次，所以才來就診。我勸她，身體是一個小宇宙，有自然運行的生理時程，要順其自然，不要逆天叛道，失序失控，後果難料。

　　治療 2 個月了，月經還是走走停停的，我見不妙，力勸

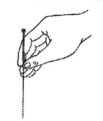

她儘快去婦科查子宮。她卻還是老神在在的不以為意。因為她住在診所附近，有時會繞進來打招呼。每次我都鄭重的問她看西醫了沒，大都說還沒有。皇帝不急，急死太監，我都很嚴肅的叫她不可開玩笑。直到有一次她的回答是看了醫生，在等結果。好久一段時間就沒有她的消息了。

　　有一次，大熱天她戴著帽子進來，她說檢查出來是子宮癌，正在作化療。因為噁心嘔吐、吃不下、掉髮、沒有力氣、想來改善體質，好預備下次化療，看她骨瘦如柴，面色發黑、眼睛凹陷，真教人心疼！

　　我開了內服藥外又用針灸幫她補強，在針灸時，她不是談她的病情，而是義憤填膺的罵政治。剛才還病懨懨的，講起政治破口大罵，還挺起勁的。我拍拍她的肩膀說：「小姐呀！妳就別管政治了！保妳自己的命要緊，妳的命已經很脆弱了，而且針灸時情緒太激動，會影響針走經脈的行氣。」

　　有一天，她來門診，說朋友介紹她去台北就醫，她打算去一個月就回來，上次開的藥吃起來人很舒服，想再拿藥帶去台北吃，可是沒帶健保卡，我就交代小姐先給她配藥，

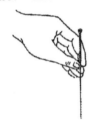

按健保門診收費，等她回來再補卡。

　　走前，她悄悄的對我說：「醫師我有一件事不知道要問誰？可不可以問你？」我回答說我盡力試試看，她問：「像我生這種病可不可以交男朋友？」我毫不猶疑的說：「當然可以，精神上相互扶持很好啊！」她說對象是同學，已喪偶。我內心非常祝福她，在垂暮之年還交得到知心朋友！

　　這一去就是一年沒消沒息。直到有一天，她妹妹來看診，是乳癌患者，開頭就說：「你知道為甚麼我來找你看嗎？」我愣了一下，她又說：「因為我姊姊說，你是第一個診查出她有癌症可能的人，經過兩家醫院都沒檢查出來，第3家才檢查出來，姊姊說，你一直催她去西醫治療，你知道她為甚麼不積極嗎？」

　　我說不知道。她接著說：「因為她對自己算命很有把握，她算她自己可以活到83歲。一定可以過關的。可是去台北後，沒多久就住進安寧病房，一個月後就走了！」最後，她享年65歲。

　　人算不如天算，溺水的大多是會游泳的人！

針灸醫案之二十

霧裏看花談弱視

學齡前的幼童，走路易跌倒，易撞到東西，看電視坐很前面，做事不專心，所寫的字字型不好，常揉眼、眨眼、瞇眼，看東西頭斜一邊或眼睛斜一邊。要小心，檢查一下視力，查看是否有弱視。

弱視佔兒童人口的 2~5 %，單眼弱視比雙眼多。一般 3歲視力 0.6，4 歲 0.8，5 歲 1.0，6 歲 1.2。視力的發育期 1至 2 歲最快，4、5 歲達到高峰。6 至 10 歲幾乎定型。治療弱視的黃金期是 3 至 6 歲。超過 9 歲難治，日久視物的立體感漸喪失。

弱視是眼球內外組織都正常，用眼鏡矯正焦距，也看不清物像，也就是說攝取物體影像的過程沒有問題，在大腦皮質枕葉視覺中樞的成像有問題，看不清。

《內經》說：「五臟六腑之精華皆上注於目而能視」。視力的發育和全身系統都有關係。又說「目為肝竅」，肝又主藏魂，所以說眼睛是靈魂之窗。視力的好壞，肝經系統是主要關鍵。養肝必先顧好脾胃。眼瞼下垂，「脫窗」斜視所造成的弱視，是後天脾胃生發之氣弱。脾經主導肌

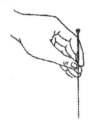

肉系統，視力須透過眼肌來調控，須要脾氣強。又說「肝受血而能視」，肝又主藏血。營養物質的充實，加上脾氣的運化，視力系統才有能量啟動。類似照像機鏡頭功能的瞳孔，屬水輪；以及大腦皮質的作用，都是腎氣所主導，腎主髓海之精，先天之本。生長發育都與腎氣有關。弱視者大多先天潛在有腎氣不足之象，先天白內障或遺傳所造的弱視，多是腎精不足所致。

　　肝主怒，懷孕時，或餵母乳時，情緒不好，肝經疏泄作用會受影響。受到媒體影響，幼兒從小學到用「武力」索取想要的東西。當人一生氣、哭鬧、情緒激動，視力就模糊。當小孩常用此方式表達情緒，易傷肝氣。

　　晚睡傷肝氣，晚上 11 點到凌晨 3 點，經絡循行走到膽肝經。夜臥，血要歸肝，血液順著肝門脈和靜脈回到肝。此時也是肝膽經進行人體生化功能的修護。「肝為將軍之官」，也就是肝要領導解毒，驅除外來敵人病毒細菌的作戰。又「肝為罷極之本」，太疲勞易傷肝氣耗損肝醣。現代的媽媽不但懷孕時晚睡，產後也讓孩子成長最須要睡眠

時期也跟著晚睡，加重肝的負擔。

現代的小孩，很小就背著父母沉重的期望，望子女成龍成鳳，常用影像學習，過早過度使用眼力，過早寫字，紙張雪白反光，燈光太強，近距離的活動很多，看電視，打電動。父母可作一試驗，晚上把燈關了，看孩子的所看電視，所玩電動所發出的光多強多刺眼。要限制玩看的時間。用聽的學習對大腦的刺激比看的效果好。眼睛周圍的穴位都可治療眼病，但是小孩不易按穴，好動易按到眼珠不舒服而不肯乖乖給人按。揉按或溫灸下列穴位5分鐘。

1、大骨空：位於手拇指背面，中節，關節橫紋中點。

2、小骨空：位於手小指背面，第二節，關節橫紋中點。

3、命門穴：從肚臍對到腰脊正中點。

揉按穴位採遊戲方式，小孩較易接受，亦可訓練孩子看鼻尖5秒，再看前方5秒，每次作3遍。

飲食上，少吃辛辣、刺激、重口味、冰涼的食物。用胡蘿蔔和蘋果打汁早上喝100~200c.c.。黑豆，含豐富蛋白質、維他命A、B，有解毒、強肝、補腎明目的功能，和紅棗一

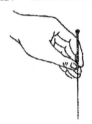

比一的計量煮茶喝。選用青仁黑豆，外皮黑，內肉青綠。青皮鴨蛋補肝，加菊花、桑葉煮汁喝連蛋吃。菊花、桑葉都能使血管擴張，加養肝的枸杞煮汁當茶喝。枸杞、桑葉少量先煮半小時切火後放菊花悶 10 分鐘。羊、豬、牛、雞的肝所含胡蘿蔔素很多，可補充維他命 A、B12。古人常以羊肝為明目要品。現代因抗生素的濫用，比較不敢吃肝臟。用羊肝燉枸杞，喝湯就好。膽汁產自肝中，膽汁對眼睛的功能更甚於肝，民間多用蛇膽治眼病。

「肝」字，月旁有個干，是樹幹的意思，肝在五色上主青色，在五行上肝屬木。賞鳥學會的成員很少患有白內障及青光眼，因為他們常作眺遠的活動。也就是說，眼睛要好，要常看綠色的植物，多接觸大自然。

弱視可藉由針灸治療，嬰兒 8 個月大就可以開始接受針灸治療，也可服養肝、強腎、補脾的中藥治療，不論針灸、吃藥，視力保健都不是一朝一夕的事。要有一雙好眼力，會說話的眼睛，是要付出代價的。

弱視的針灸治療

現代科技帶來很多便利，也附送很多代價，例如幼兒的弱視，兒童的近視在成倍的成長。弱視越早治療越好，6歲以前治癒的希望近9成。

謝姓小朋友，男生4歲，由住在高雄的阿公阿婆帶來，說孫子視力只有0.1弱視，問我能不能治？一面講一面心疼小孩的身體，擔心以後會看不見，心急如焚！小孩的眼球角膜都尚未定型，隨著年齡增長，度數也會隨著加大。我告訴他們：「小孩年齡越小，療效越好，6歲以前治癒有希望。先決條件，看你們有沒有辦法配合，捨不捨得孫子哭，有沒有毅力，一定要針灸配合吃藥，每週至少一次，不能中斷。」從南部來中部到底遠了點！也建議他們在高雄就近就醫。因為阿公、阿婆、爸媽和阿姨都是我的病人，他們決定一試。

作為一個醫生，最心痛又很挫折的是；明明這個病是可以治的，或是可以控制的，卻因為怕針或者怕藥苦，治療

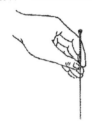

一半就放棄。有些近視或弱視的小孩，眼睛度數有進步了，可是家長尤其是作媽媽的，看孩子哭心疼，或者熬不過孩子的哭鬧就放棄了，錯過了黃金時間，付出一輩子的代價！

其實針灸時，孩子的害怕是來自大人的恐懼，小孩子在針的時候大哭，針完後，就什麼感覺都沒有，就在旁邊玩了。對小孩的針灸，要目如電，心如髮，絲絲入扣，當小孩還來不及感到痛就已針好了，大約在 3 至 5 分鐘內可全部下針完成。如果孩子肯來 3 次，大概就不怕針了。

針灸處理，促進頸部循環：風池、百會穴；補肝血疏膽氣：三陰交、光明穴。促眼部循環：攢竹、陽白、太陽穴；增強視力：睛明、瞳子髎、絲竹空穴。

不是每次都針全部的穴，小孩子好動，下針後常常幾分鐘就掉針了，而同一穴位不宜重覆刺激，所以有多個穴位選用。小孩為純陽之體，針的傳感快，效果好。

這兩位阿公阿婆真的為孫子的健康橫下心了，精神令人敬佩，很少遇到如此明智的長者。他們聯合在旁邊跟孫子說道理，半哄半騙的試針幾針，結果孩子大哭一場。他們

從高雄開車到我服務的診所要花 4 個小時車程，來回 8 小時，加上候診時間要耗上一天。

第 2 個禮拜，阿公真的又載孫子來了，這一次可不一樣了，哭著不肯針，兩位大人抓著小病人才完成針灸治療，接著第 3 週也吵鬧，第 4 次就乖乖的針了，他的爸媽有時也用講故事分散孩子的注意力，效果很好。

最後驗收成果，回到眼科醫生那兒檢查視力，度數 1.0。過了 6 年，我自己開業門診，孩子的阿姨帶小病人來看腸胃的問題，我問他，眼睛度數如何？他很高興的用手比說：1.0 正常。

針灸醫案之廿一

用念力治癒踝扭傷的孕婦

　　28 歲第一胎懷孕的準媽媽，一跛一跛的走進來，一看就知道腳踝扭傷了！已懷孕 5 個月，先在別的診所治療進展不大，轉來就診。

　　進門就一直抱怨小小的扭傷治那麼久還沒好。「妳懷孕了，大家為安全起見，怕動了胎氣，都採保守治療，所以療效進展慢。」只要病人抱怨中西醫，我一定都善意圓場回應，以免病人對前任醫師產生怨氣。看病看久了，知道病情往往很複雜，有時不是表面所呈現的症狀而已，有時病人本身生活和服健康食品和藥的狀況也會有所影響，而病人往往也不會交待清楚，誤治和壞病的情形時有所見，醫病雙方都有責任。許多孕婦不想吃藥怕傷胎兒，身體不適都採針灸治療。

　　看著病人扭傷已 10 天，腳踝還腫著。

　　「妳有身孕，活血化瘀的藥不能率用，用針灸治療，外加物理復健。」她雖不曾針灸過，也勉為其難，希望能儘快復原，不然上班很不方便。右踝扭傷，我針左大姆指，以對應全息律的針治法，病人眼睛睜得大大的。

　　「腳痛怎麼針手？」懷疑的看著我，以為我針錯了。

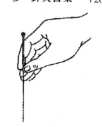

「妳動動腳，看看有沒有好一點！」

「哇塞！真的比較鬆，比較能轉，也比較不痛了，真神奇！」

「不是我厲害，是老祖宗厲害！」我說。

病人因為要時常加班，沒辦法常看診。我教她物理治療，用一盆約 40℃ 的水，盆內放點酒和鹽巴，另一盆常溫冷水放醋，浸熱水 3 至 5 分鐘，再浸冷水一分半鐘，交替浸約 10 至 20 分鐘，一天可數次，最好至少 2 次，浸腳時用手按摩我下針的部位，因為是臨床經驗，也不知道穴名，經書上沒有。加按行間、內庭、陽陵泉和丘墟等穴。

最重要的事，我說：「人體每個器官都有靈性，妳每天要對妳的腳對話，說謝謝他擔任走路的任務很辛苦，向他對不起說妳不小心讓他受傷了，因為懷孕不能吃藥，工作生活上都需要他，希望他快點恢復。」

病人半信半疑的走了。半個月後，病人因感冒回診，「醫師，謝謝你，你教我的，我都照做了，我的腳踝真的很快就好了，不可思議的經驗，太神奇了！」

針灸醫案之廿二

菩薩的通知單

　　39 歲佛教徒，清清爽爽的臉，大大的眼睛，厚厚的嘴唇，爽朗的笑聲很宏亮，完全看不出她得乳癌。經手術切除後，進行化療，化療所有的副作用她全有：掉髮、噁心、嘔吐、失眠、吃不下、心悸、全身無力……，她絲毫不妥協。

　　為能承受化療的破壞，化療前先來診所針灸吃藥打氣，化療後再來補強。化療前大都是從增強免疫系統著手，尤其是肝腸胃和心肺系統的加強。化療後就症狀治療為主，哪裏破壞厲害，就修補哪裏，減少化療的副作用。每一次化療後，她都高高興興的對我說：「醫師，我又活過來了！好棒哦！」還拍拍手，像小孩子一樣雀躍，重獲新的生命！

　　從來沒聽她說過怨天尤人的話，也從來沒有見她有任何害怕、退縮和沮喪的情緒。先生忙於做生意，一天要工作 10 幾個小時，3 個小孩都還在上學，沒人帶她來看診。她也不想麻煩別人，開始時她自己騎腳踏車來，到達時已滿身大汗，氣喘如牛，要休息一陣子才看診。化療一次一次的作，身體也一次一次的虛弱，已沒辦法騎自行車，改騎機車！她臉上的肉一塊一塊的削去，這樣的化療到底是在

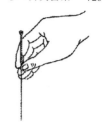

　救她，還是牽著她走向死亡的幽谷？我看著心疼，她卻不改笑容！

　　一般重症患者很忌諱談「死」，她却大談她的死期，往生的準備也好了，只等菩薩的報到通知單，真的是「視死如歸」，這須要何等的修養才做得到！只要針灸治療好，她會把用過的床單，枕巾舖好，整理好，掉在地上的塑膠針管一一撿起來才離開針灸房。雖然她已沒什麼力氣了，臨走前一定帶著笑容，來到診間，雙手合十說聲謝謝後一鞠躬才回家。這些點點滴滴看在眼裏，看到她閃閃光亮的品德，多令人敬佩的品行，不由自主的眼眶溼潤，強忍著，告訴自己做醫師不能掉下淚來！

　　有一天，她說想出外走走，可是沒力氣，她的二位朋友，為完成她的心願帶她去新社，要我隨侍在側。一天一夜就針了4次，針完就可以維持一些體力，也是走走停停的，我全神貫注她的病情，無心玩賞，她可玩的很開心！

　　化療做後，病情不但沒改善，而且還持續惡化，癌細胞跑到肺。肺積水，咳得很厲害，咳到沒辦法睡，寸步難行，

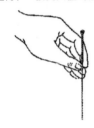

當然就沒法來看診了。主治醫師告訴她，用最毒的劑量仍然無法控制病情，癌細胞已轉移到骨頭去了，蔓延全身。有一天，我到她家去探望，家人竟在她面前笑談她死後，家裏擺設要如何調整，等她死後要如何安排生活。而她只淡淡的說：「菩薩的通知單是不是寄丟了，怎麼還沒收到？」那次以後，她還和病魔纏鬥了一年，醫師都不知道這麼毒的藥，這麼多的癌細胞，她還能活這麼久！

　　菩薩的報到通知單終於到了！發病前後近 7 年！煎熬了 7 年，病痛中仍不忘處處為他人著想，她的笑容在死神面前仍然昂然，令人難忘！

針灸醫案之廿三

男人的淚

自己開公司的老闆，為了和所愛的人結婚，關掉自己的公司，妻子喜歡報關工作，就另開一家報關行，從頭開始學習和打拼，夫妻恩愛，互相扶持，生了 2 個兒子，事業順利，一切都很美好。只是好花不常開，好景不常在！52 歲時，老闆得了大腸癌。

經過西醫切除病位，在腹部裝個人工肛門，也倒好，沒有什麼病痛。只是左頸部常常不舒服，以為是工作太勞累所致，開始作推拿，推拿後就會舒服點。到後來就一點效果都沒有，半夜常痛醒。來診時，用針灸針風池、肩井、肩貞、陽陵泉等穴，加內服藥治療，病情好轉，兩夫妻有說有笑。怎麼看，他的臉色都黯到像洗腎的病人，就覺得不對勁，他卻說他好得很。

「天有不測風雨」，3 個月後又來，說頸部痛到晚上坐起來不能睡，這可是非同小可的症狀，一般傷科筋傷不會有這種症狀。建議他到醫院去檢查照 X 光，結果也沒照出什麼來。來針灸會緩解，但很快就又痛起來，發展到後來，連止痛藥都止不住。問題嚴重，照電腦斷層，是癌細胞轉

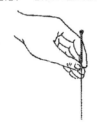

移到骨髓了，生命剩不多了！

　　有時候他自己來看診，他擔心老婆心理壓力太大，不舒服也不敢跟她說，每次治療都強忍著痛，直說沒事。精神好一點就幫忙公司的事，準備交棒。老婆私下也非常擔心老公的身體狀況，看他的臉色，知道他狀況不妙，也不敢說，想不讓他做事，又怕他閒著無聊會想不好的念頭。二人被病魔折騰，變得很憂鬱，失眠、暈眩、心悸、吃不下、不安、眼模糊。

　　這種因壓力所引發的情緒問題，從肝經疏泄的調節著手，還要養心氣，安神，所以太衝穴、內關穴、神門穴是主穴，再配合當時他們倆其他的不適一併治療。這種病因沒祛除前，憂鬱症的情況只是緩解，時好時壞的。「忍泣目易衰，忍憂形易傷」。

　　這天他倆從醫院回來，過來診所針灸，西醫的處理後，變成下肢水腫，手很麻，到晚上只能坐著睡，以後再也沒有睡過床，因為躺著更痛。重病人，水腫由踝發展到膝蓋是惡兆。這次針灸，他終於藏不住身體的痛苦，扭曲的臉，

痛苦的撕叫，老婆很心慌！我和她一起安慰他，鼓勵他，170 幾公分的大男人，不料突然放聲嚎啕大哭，痛哭！我嚇一跳！老婆也跟著哭成一團！我一手握著先生的手，一手拉著太太的手，緊緊的握著倆個傷心人，我也好想哭！人生苦海無邊！深感自己做醫師工夫不夠，救人有限，很愁悵！內心祈求上天給我智慧！能夠「聽者聽於無聲，明者見於無形」。

　　哭了好一陣子，先生嘶裂的聲音顫抖的訴說著：本來想好好的陪她過這一生，可能沒辦法了，太對不起她了，說他這一生所有的淚，都沒有今晚流得多，心裏很痛，很捨不得，聲音再度哽咽！太太也回應，一直感恩先生對他的愛，她很確信他堅貞的愛，結婚 20 多年，即使他出差一個月也絕不會擔心先生「走私，打野食」……好像是生命最後的真情告白，互說著如何擔心對方的狀況。

　　在旁的我深深的感動感歎「天若有情天亦老，地若無情地亦荒」。碰到緊要關頭，老天似乎都很幫忙，長達一個多小時診所沒有其他病人進出，只有他夫妻倆！我舉了一

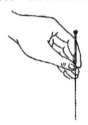

　　些癌末病人抗病的事例來激勵他，他點點頭，倆人就回家了！

　　這一夜轉輾難眠，感人的一幕不斷浮現腦海，病人反而教育了我！讓我學習愛的真諦，凡事都為對方著想，相知相惜，互信互諒！解鈴還於繫鈴人，他們的憂鬱症在彼此的愛中昇華，一起抵抗病魔。身體雖然病，心理上因把握珍惜最後時光而顯得充實和帶著苦澀的甜蜜，是愛治療了他們的憂鬱症。不到 3 個月，他往生了！

針灸醫案之廿四
大夫的心結

　　古時候稱從醫者為「大夫」，是尊敬的稱呼。對於每一位醫者，我也非常尊敬，深知為醫的辛苦。

　　台北有位醫師，很有名，病人很多，看病親切有如菩薩。有一天去上他的課，他說：「只要一想到上班，或要上班時就得憂鬱症，實在很不想上班。」另外一位外科醫師，開刀時間都很長，壓力很大，失眠，情緒極不穩定，常摔東西，大家都怕他，由醫師娘三勸四催才肯來針灸。見他的手腳都是打針的痕跡，鎮定劑的劑量一直加重！

　　有位 53 歲的女醫師，二夫妻都是醫師，生了 2 個兒子，經常全家出國旅行，生活是別人眼中的神仙眷屬。「天道有遷易，人理無常全」。有一天，她發現自己帳戶的錢沒了，先生和護士另築愛巢，另開一家診所，帶走全部積蓄，丟下 2 個兒子給她，先生要和她離婚，她不肯，因為失眠、憂鬱來求診。

　　清官難斷家務事，診所也不是斷是非的地方，只能用同理心去傾聽患者的心聲。在聽到過程理出端倪，幫助尋找心理癥結的出口。開始總以為是一時情緒受到刺激，所以

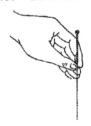

一切負面的敘述，就當作情緒的發洩！

這一聽就聽了 5 年！「一葉障目，不見泰山！」原本想她也是醫師，好歹也是高級知識份子，說不定智慧比我高！只是幫她舒緩生理上的不適症狀。針灸神門、一針透三穴從陰郄、通里透到靈道穴、太衝、和四神聰。看來 5 年了，還沒有走出陰影。這一天她說頭痛欲裂，痛到晚上不能睡，吃止痛藥無效！懷疑那位護士用邪術在整她。最近半夜肩膀撕裂的痛，痛得無法入眠，也懷疑那個女人在搞鬼，她去問卦，也說是那個女人在搞鬼。她問我怎麼辦？我沒回答她，愣了一下，心想醫理上是那裏病了？一邊想一邊為她針灸。「心為君主之官，神明出焉；膽為中正之官，決斷出焉，心神不實膽無識。」怒傷肝，針太衝穴。恐傷腎，針太谿穴。憂傷脾，針三陰交穴。悲傷肺！針中府穴。傷勢嚴重！我語重心長的問：「妳門診看病，會不會常看不好？」她瞪大眼睛說：

「怎麼會，我對病人很好，看病時很專心哦！」

「看不好就不會再回診了，妳的門診量有減少嗎？」

「門診量有減少是經濟不景氣的緣故，從醫碰到瓶頸是很無奈的事，我已經盡力了。」

「妳帶著仇恨心，猜忌心在過日子，妳的場就很不好，病人進了污水場，走出來，難道不會沾到污泥嗎？」

她眉頭緊皺，不回答，滿臉不服氣的表情。

「醫者，意也，相由心生，妳的心境，牽動著妳的環境！」

「我很不甘願，又走不出來，怎麼辦？」

「家不是講道理的地方，用治病的思路去治家，可能會有盲點。妳最好的辦法，就是祝福他們。」

她差一點一拳打過來，怒目瞪我！

「頭劇痛，肩劇痛，可能是佛祖在給妳開示，叫妳要放下，緣如果盡了，5年了都沒回頭，愛重成仇，妳彈出去多少恨力，就會反彈多少回來。可能妳欠他的債還清了，不必再糾葛了。曾經妳最愛的人，就不能再愛他一次！不能改變事實就轉念改變心境，他可能不是不愛妳，只是找到更合適的伴侶，此時最好的愛就是祝福他，其實也是在祝

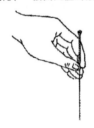

福妳自己，從此妳從精神折磨中解脫出來。人生苦短，要好好的過日子，棺材不是裝老人，是裝死人的。誰知道是否還有明天，妳知道嗎？全世界有 100 萬人活不過一個星期！」

她的臉開始鬆緊，頭低了下來！

「智者不與命、理、法、勢鬥」，「其實妳所受的苦，也只不過是後天俗世的觀念所侷限，所誤導，所灌輸的。妳喜歡的事物難道都不曾改變？愛人就不能變成朋友？生命的價值難道就為了 1、2 個人所左右？誰說女人一定要被男人愛才叫幸福？人生還有許多可貴的價值去追尋。再深的海水永遠也不能灌滿有漏洞的杯子！佛經說：『由愛故生憂，由愛故生怖。若離於愛者，無憂亦無怖。』李洪志先生說：『情是越掙越緊的網。』」

她終於點點頭，願意回去，努力做做看！經過那次的心靈洗禮，有一天她在電話中說她快樂多了。

針灸醫案之廿五

溫柔的復仇

　　她一進診間，坐下來就高高興興的對我說：「醫師，我照你教我的方法去做，那一招溫柔的復仇很有效哦！」50歲的她，前後判若兩人！

　　外表五官柔和，穿著樸實，燙的髮型有點老氣又有點亂，她到處去做義工，這半年來卻在吃抗憂鬱症的藥！憋得自己快活不下去了，由出家師父介紹來看診。剛治療的第一個月，每次進診間就緊握著我的手，眼淚像關不住的水龍頭嘩啦嘩啦的流，她說不知道為什麼看到我就像看到親人一樣，心防決堤，忍不住的想大哭一場，差點沒倒在我懷裏大哭！我拿面紙一邊為她擦眼淚，一邊聽她訴說著滿腹的辛酸和委屈。

　　她倆夫妻一直很恩愛，發現丈夫有外遇，痛不欲生，先生的女朋友知道東窗事發，常打電話給她，說她先生如何糾纏這女人，每一小時打一次電話等等，令她不敢相信心目中的好先生，疼愛她的先生……。更年期症狀的潮熱、煩躁、易怒，火上加火，可就冒火了！一陣吵鬧之後，就是憂鬱和沮喪，一直想自殺！善良到處作義工的她，露出

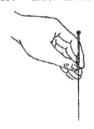

的眼神卻是惡狠狠的。當一個女人由愛變成恨的時候很可怕！

　　針灸以穩定情緒和改善更年期症狀為主，女子以肝為先天，肝經的疏泄不良，情緒易波動，賀爾蒙的問題以肝經和心經系統最有助力。針神門、太衝、三陰交、本神、神庭、和四神聰等穴。平常針安神的針，在診所針半小時，有所不足，常教病人拔針方法，然後留針帶回去。針循經走全身約半小時，留1小時就等於針2次的效果，留2小時就等於針4次的療效。大部分病人約1至2小時再出針，所以可以在頭部取穴的針，都儘量扎在頭部，臨床效果明顯，又可以縮短療程，對遠地的病人一舉兩得。內服藥以安神為主軸，情緒有緩解一些！心理的問題，還是要幫她解套，才能根本治療。

　　開始時我說：「先別激動，現在上蒼有三條路讓妳選；第一條得癌症，讓妳求生不得，求死不能，妳要不要？第二條車禍，斷手又斷腳，又部份毀容，妳要不要？」她連連搖頭。「那第三條就是妳現在的遭遇，現在妳陷入油鍋

煎熬得很痛很苦！以後妳會感謝這一段經歷的。這次的事件可以徹底的檢視妳的生命，最後找到安身立命的基石！」她說回去後會認真的想一想。

病情時好時壞，既然她信佛，就半開完笑的說：「可能妳前世是作先生，妳先生是前世的太太，妳有外遇，這世妳們換角色，彼此嚐嚐背叛的滋味，玩家家酒不要玩太久。」她破涕為笑！雖然從眉頭深鎖到有了笑容，她還是見到我就哭！

幾番思考，我想了一招，告訴她：「我們來個溫柔的復仇，給仇人最大的報復就是原諒他。」她一聽傻住了，滿臉困惑，覺得莫名其妙！「妳不但要原諒他，而且要感謝他，因為他做了不好的事，替妳消業，所以要溫柔的對待他，這樣先生心裏一定很難受，一定會引起他內心的激盪！妳試試看！」她半信半疑，不情願的點點頭。

從看門診以來，第一次沒有見到我就哭，現在髮型變了，穿著也亮麗了！心想應該是有轉機！她說她整天在外作義工，丟下她先生一個人，誤以為他很支持，她自己要

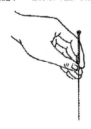

檢討，多關心他……臨走前我對她說：「恭喜妳解脫了陰影，要好好珍惜以後的生命和緣份，千年修來才能共枕眠。可不可以幫助那些跟妳一樣遭遇卻還陷在困境中走不出來的人？」她滿口答應，雀躍的坐上她先生開的車！我也默默的祝福他們！

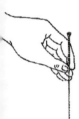

國家圖書館出版品預行編目 (CIP) 資料

按開人體的竅：穴位玄機妙用 / 溫嬪容著 .
-- 臺北市：博大國際文化，2013.03
288 面；14.8 x 21 公分
ISBN 978-986-88976-1-8(平裝)
1. 穴位療法 2. 經穴

413.915　　　　　102003969

按開人體的竅——穴位玄機妙用

作 者：溫嬪容

編 輯：黃蘭亭　·　袁季達

美術編輯：吳姿瑤

出 版：博大國際文化有限公司

電 話：886-2-2769-0599

網 址：http://www.broadpressinc.com

台灣經銷商：采舍國際通路

地 址：新北市中和區中山路 2 段 366 巷 10 號 3 樓

電 話： 886-2-82458786

傳 眞： 886-2-82458718

華文網網路書店：http://www.book4u.com.tw

新絲路網路書店：http://www.silkbook.com

美國發行：博大書局 (www.broadbook.com)

Address: 143-04 38th AVE. Flushing, NY 11354 USA

Telephone: 1-888-268-2698, 718-886-7080

Fax: 1-718-886-5979

Email: order@broadbook.com

規 格：14.8cm × 21cm

國際書號：ISBN 978-986-88976-1-8 （平裝）

出版日期：2013年03月初版一刷
　　　　　2023年04月改版八刷

定 價：新台幣 290 元